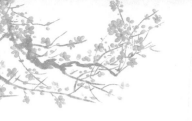

U0237216

岭南中医
风湿病临床经验集

顾　问　吕玉波　卢传坚
主　审　黄清春
主　编　黄闰月
副主编　储永良
编　委　黄闰月　储永良　赵　越　陈秀敏
　　　　何晓红　周颖燕　张　磊　伍嘉琪
　　　　陈向红　李　雪　蔡　晓　吕　媛
　　　　王焕锐　梁华胜　李冬云　刘泽灏
　　　　高恺昕　唐　璇

人民卫生出版社
·北京·

图书在版编目（CIP）数据

岭南中医风湿病临床经验集 / 黄闰月主编 . —北京：
人民卫生出版社，2022. 6
ISBN 978-7-117-32857-9

Ⅰ. ①岭… Ⅱ. ①黄… Ⅲ. ①风湿性疾病 - 中医临床
- 经验 - 中国 - 现代 Ⅳ. ①R259. 932. 1

中国版本图书馆 CIP 数据核字（2022）第 022570 号

| 人卫智网 | www.ipmph.com | 医学教育、学术、考试、健康，购书智慧智能综合服务平台 |
| 人卫官网 | www.pmph.com | 人卫官方资讯发布平台 |

岭南中医风湿病临床经验集
Lingnan Zhongyi Fengshibing Linchuang Jingyanji

主　　编：黄闰月
出版发行：人民卫生出版社（中继线 010-59780011）
地　　址：北京市朝阳区潘家园南里 19 号
邮　　编：100021
E - mail：pmph @ pmph.com
购书热线：010-59787592　010-59787584　010-65264830
印　　刷：三河市潮河印业有限公司
经　　销：新华书店
开　　本：889 × 1194　1/32　印张：7
字　　数：169 千字
版　　次：2022 年 6 月第 1 版
印　　次：2022 年 6 月第 1 次印刷
标准书号：ISBN 978-7-117-32857-9
定　　价：49.00 元

打击盗版举报电话：010-59787491　E-mail：WQ @ pmph.com
质量问题联系电话：010-59787234　E-mail：zhiliang @ pmph.com

序

　　中医学历史悠久,博大精深;中医典籍汗牛充栋,浩如烟海;现代医学飞速发展,日新月异;当代科技信息爆炸,令人目不暇接。在有限的时光和有限的生命中,如何更好地传承中医精髓,充分利用现有的一切先进技术及医学手段为患者提供最优化的诊疗方案,作为岭南风湿科医生,这是我常常思考的问题。

　　广东省中医院的发展战略为"中医水平站在前沿,现代医学跟踪得上,管理能力匹配到位,为患者提供最佳的诊疗方案,探索构建人类最完美的医学",这也是我临床遵循的宗旨。作为出身于中医世家、在现代化综合医院工作了25年的临床医生,我的临床思维里更多地融合了中西医结合的理念。在诊断方面主张病证结合,治疗上采用中西医结合方法,疗效评估上关注达标与管理。《中医药发展战略规划纲要(2016—2030年)》提出要发挥中医药"在治未病中的主导作用、在重大疾病治疗中的协同作用、在疾病康复中的核心作用"的理念为我的临床生涯指引了方向。我学医至今40余年,从事临床35年,深感人体复杂,生命多彩且无限,疾病未知因素很多,纵使受到患者朋友好评,然未尽疗效和无效的案例仍时刻困扰着我,深感学海无涯,不容懈怠。

　　近期我的学生黄闰月教授、储永良主任提议希望在总结岭南中医治痹学术思想的基础上整理本人临床诊疗思想及经验，我自感水平有限，仍希望与同道们进行交流和学习。黄闰月教授跟随国医大师李济仁教授学习中医，于香港中文大学获得博士学位，又具有欧洲名校访问学者经历，国际化视野加深了他对传统中医的思考与探索。储永良主任毕业于西医院校，从事骨科临床工作多年，"西学中"的经历使其能更客观地看待中医药的优势与不足。其余10余位编委也查阅了大量文献与资料，为本书的编写付出了不少心血与汗水。希望他们能汲取百家之长，在岭南风湿病的领域传承创新，为更多的患者提供帮助和服务。也希望这个时代的临床医生能发微释明，给同道以借鉴或批评指正，能对年轻的医生有一些启发与思考，吾愿足矣！

黄清春

2021年9月10日

前　言

　　风湿性疾病是以关节、筋骨、肌肉及关节周围软组织病变为主的一大类疾病，发病率随年龄增长而增高。目前病因及发病机制不明，缺乏特效或根治方法。风湿病多为慢性病程，患者长期被反复发作的病痛折磨。由于需要长期治疗，药物本身的毒副作用对身体的影响也不容忽视，这些既是患者最关心的问题，也是临床医生权衡用药方案时需要关注的问题。中医药治疗风湿病已有上千年的历史，文献与方药浩如烟海。整体观念、辨证论治、病证结合为中医药治疗的优势所在，从疾病本质入手，因人施治，扶正祛邪，攻补兼施，调理脏腑功能，收获良好疗效，且长期应用药物不良反应少，因此越来越多的风湿病患者求治于中医，从事中医治疗风湿病的临床工作者也在逐年增加。近代更是涌现出了以路志正、朱良春、李济仁等国医大师及焦树德、陈纪藩等名老中医为代表的风湿病大家，他们在治疗风湿病中积累的大量宝贵经验和良方对于当代风湿专科医生而言是巨大的宝库，如何更好地传承、整理与应用各位老中医的经验和方剂是我们当代医生的责任。同时，近年来随着免疫组学和分子生物学的高速发展，风湿病的发病机制逐渐被人们所知晓，而靶向治疗药物的出现、诊疗指南的不断更新，更是为我们当代医生开阔了视野和拓展了思路，风湿病的治疗也在飞速发展。因此我们在传承好国医大师和名老中医经验的同时，还要紧跟时代的步伐，有所创新，做到传承好、发展好、利用好。

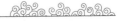

《素问·痹论》言:"风寒湿三气杂至,合而为痹也。""湿气胜者为着痹也"强调湿邪合于肌腠之肌痹,提出了湿邪是痹证发病的外因之一。《说文解字》中直言:"痹,湿病也。"《荀子·解蔽》亦曰:"伤于湿也。"可见,湿是导致痹发生的关键所在。岭南地区特殊的气候特点,使得人们患病更易常见湿证,也是岭南为痹证多发地区原因之一。

岭南,即五岭之南,地处北回归线两侧,是较接近赤道的地带,主要包括海南、广西及广东地区,可辐射至东南亚部分国家,其中广东地区为主体,是岭南医学的发祥地和学术中心。岭南地区海拔较低,南临南海,属亚热带海洋性气候,每年的降雨量多,地表水面积广,常年温度较高,炎热熏蒸水湿,雾气弥漫其中。内外湿邪交加,流连于筋骨关节,则发为痹证。也正是由于岭南特殊的地域气候,与中医风湿病有着密切的联系,源远流长的岭南医学在治疗湿痹上有着深入的认识和丰富的经验理论,历经时代的更迭、变迁和发展之后,逐渐形成了有特色的岭南治痹经验,也涌现出了以陈纪藩、邓兆智、沈鹰、黄清春为代表的岭南风湿病医家。

我的老师黄清春教授出生于中医世家,幼年时家庭中传统医药文化潜移默化的熏陶渐渐开启了他的中医启蒙之路。他自幼熟读经典,勤思笃学,从此也与中医终生结缘。黄清春教授从事中西医结合治疗风湿病30余年,师从广东省名中医陈纪藩教授,得益于其经方治痹的思想和理念,在中医理论上不断探索,在临床实践中总结经验,逐渐形成了自己对中西医治疗风湿病的独到认识和理解,在治疗类风湿关节炎方面提出"早期中医西医相结合,中期内治外治相结合,晚期内科外科相结合"及"活血化瘀贯穿类风湿关节炎治疗始终"的学术观点并应用于临床。黄清春教授中医出身,前期在大型综合三甲西医院工作25年的经历,使得他对于风湿病不仅立足于治疗疾病本身,同时也强调中医和西医的有机融合与优势互补,以及临床与科研的相辅相成、相互启发,同时还注重风湿病治疗的传承与创新。黄清春教授自 2011 年加入广东省中医院并担任科主任职务以来,利用广东省中医院这个广阔的平台,联合地区的力量,加强国内与国际的交流与合作,推动了中医风湿病学科的发展。

我与储永良师兄在跟师学习的过程中,老师的高尚医德、对医学的执着追求以及精湛的医术时刻激励着我们,鞭策着我们,指引着我们前行。本次我有幸整理出版老师的学术思想以及临床经验,希望能使更多的患者与医者受益,同时也使老师的学术思想理论得以传播。

本书较全面地整理了岭南风湿病学的学术源流,以及黄清春教授治疗风湿病的学术思想、临床诊疗经验和常用制剂验方,同时也收录了黄清春教授部分有代表性的医案,深刻剖析了黄清春教授的学术理论体系。相信在后人努力传承、发展与创新之下,岭南风湿之路会越走越好!

由于我等才疏学浅,未能完全掌握领会老师思想理论之精髓,难免有疏漏、不足之处,恳请各位读者斧正!

黄闰月

2021 年 9 月

目 录

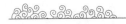 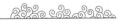

第一章 学术源流

第一节 湿证理论源流

一、从中医病因病机角度认识湿

(一)从中医病因角度认识湿

湿,属水之类,"其在天之阳时为雨露,阴时为霜雪,在江河为水,在土中为湿";中医之"湿"的内涵丰富,涉及范围非常广,有六气、病因、病机、症状、病证、药性、治法等;风、寒、暑、湿、燥、火乃自然界中的正常六气,是万物生长的必要条件。而湿在正常情况下为六气之一,为长夏主气,如其太过或不及则为六淫。湿邪相对其他几种邪气而言,属重浊有质之邪,其性黏滞,而且发病部位弥漫,伤人多隐,缓而不觉,多阻遏气机,损伤阳气。湿邪为中医学多种病证的致病因素,也是多种疾病发生的主要病因。

根据不同的分类方法,湿邪存在形式有所不同。《黄帝内经》根据"湿"不同的存在形式,将"湿"分为天之湿和地之湿两类。天之雾气,为浊中之清,多伤于上;地之湿气,为浊中之浊,多伤于下。根据湿的来源不同,分为外感与内生,天地湿气造成湿邪外感,恣食肥甘厚味,造成脾运化失常,湿自内生。根据湿邪侵入人体途径之不同,或从口鼻侵入人体,先入上焦,再逐次侵及中焦、下焦,如"湿之化气,多从上受"所说。或由肌表侵入，依次传至经络、脏腑。最后则是直中，最常见的湿邪直中中焦脾胃，如《素问·至真要大论》说："诸湿肿满，皆属于脾。"

中医学病因之"湿"的来源广泛，伤人途径多样，但不管是怎么样的存在形式，不管是外感内生，还是如何入侵，皆与平素脾虚有关。

（二）从中医病机角度认识湿

素体脾虚，脾胃运化功能失调，湿自内生，若又不慎感受外湿，发为湿证。《素问·调经论》言："寒湿之中人也，皮肤不收，肌肉坚紧，荣血泣。"湿邪乘虚留滞于经脉筋骨关节，导致气血运行不畅，阳气不能通达于内外。久湿入络，多循经入内，或由表入里，或又经脉传变入内，可固着于五脏六腑，也可侵及奇经八脉。总的来说，湿邪致病，病机变化表现为由表入里，由浅入深，最后入络滞血。

二、岭南地域气候与中医风湿病湿证关系

（一）南濒大海，北倚五岭

中医湿病泛指因"湿"而引起的病症。湿邪致病，多因外感内伤，其中地域因素多少也有影响。岭南，即五岭之南，地处北回归线两侧，是较接近赤道的地带，主要包括海南、广西及广东地区，可辐射至东南亚部分国家，其中广东地区为主体，是岭南医学的发祥地和学术中心。地理上岭南地卑土薄，阳气开泄，又北倚五岭，南临海洋，形成了与中原阻隔的天然屏障，这就是岭南地区疫病、蛇虫咬伤、瘴病等疾病高发的因素。因南濒大海，与国外海路通商较早，较早受到外来文化、西方文明的影响，这成了海洋药和海外药物引进的有利条件，也逐渐形成了岭南医学文化兼容、开放、实用的重要特征。

(二)四时放花,冬无霜雪,多雨潮湿

气候方面,岭南处于海洋气候区与内陆气候区交汇地带,属热带亚热带气候;全年气温高、雨多雾重、湿度大;终年不见霜雪,四季划分不明显,在气候意义上,岭南地区只有三个季节而无冬季。元代释继洪编纂的《岭南卫生方》提出岭南多雨潮湿的气候特点:"阴气盛,故晨夕雾昏,春夏雨淫。一岁之间,蒸湿过半,三伏之内,反不甚热。盛夏连雨,即复凄寒,或可重裘。"南濒大海、北倚五岭的特点,造成了岭南地区除了受海洋性暖湿气流的影响,也受着地表蒸发而来之湿气影响,两"湿"相合,使岭南地区六淫致病以"湿邪"为先。

(三)岭南湿证的特点

人类生活在自然界中,自然界存在着人类赖以生存的必要条件,中医讲天人合一,而现实生活中地理、气候环境与人的生存和健康息息相关正是如此。

1984 年的广东气候信息记录显示,岭南地域高温时期比较多,且一天之中高温持续时间也较长,平均温度高,广州的平均气温高于北京、上海、兰州、青岛、成都等地;除了气候炎热,还湿润多雨,东南及华南沿海丘陵地区年降水量高于黄河下游、渭河流域,明显高于东北地区及内蒙古和河西走廊等地,是全国著名的多雨区;在位处南方沿海地区的广州,年平均相对湿度达到 78%,每到冬春交际时期的梅雨季节,湿度更加是长时间维持在 99% 以上。2009 年广州第 1~4 季度平均气温分别为 15.18℃、20.43℃、27.71℃、27.84℃,相对湿度分别为 63.38%、76.67%、74.27%、69.23%,平均湿度大于 70%,为国内湿度较高的地区之一,相关研究指出老年科、中心 ICU 的医院感染率与气温、相对湿度具有相关关系。在 2018 年最新发布的 1981—2010 年气候平均值变化的数据中,广东年、季、月平均气温均呈上升的特征,广东年平均降水量减少 11.6mm,但是夏季降水量增多,其余季节减少,长夏潮湿炎热的特点更显突出。

岭南地区持续的高温高湿对人体的体质影响颇大,人们常年在这种环境下劳作起居,容易造成"腠理汗出,耗气伤阴"的表现。气虚不能顾护,阴虚则易使外感之邪从热化火,故岭南发病以湿、热为常见。此外,岭南人多"冒雨卧湿,山岚瘴气熏蒸",易感外湿;加之岭南人又好食海味等阴柔之物,久之使脾为湿困,运化失司,不能运化水湿,湿蕴中焦,与外湿相合,聚湿生痰,痰湿阻碍气机,气郁久则化火,痰、湿、火三者互为蕴结,使岭南湿病有缠绵难愈、病情较长的特点。

特殊的气候特点,导致湿证在岭南地区更为多见。"风寒湿三气杂至,合而为痹也",湿邪作为痹证重要致病因素之一,各大医家对岭南风湿病湿证又是如何认识的呢?通过文献学习,归纳如下:

三、岭南中医风湿病湿证发展与源流

(一)起源

岭南医学源远流长。远古时候的"干栏式建筑",有较好的散热通风作用,还可以躲避潮湿低洼带来的风湿疾患,被认为是岭南地区最早的防治风湿痹证的保健方式。

随着岭南新石器时代的到来,枣砭石被认为是针石治疗挛痹的雏形,而在现在的潮安贝丘、阳春独石仔挖掘出除枣砭石之外的骨锥、骨针等珍贵文物也被认为是当时针灸治疗痹证的重要依据。《素问·异法方宜论》中记载:"南方者,天地所长养,阳之所盛处也,其地下,水土弱,雾露之所聚也,其民嗜酸而食胕。故其民皆致理而赤色,其病挛痹,其治宜微针。故九针者,亦从南方来。"推测其中描述的因食酸腐引起的挛痹，正是当今所说的痛风，而当时已用微针治疗。此外，1985 年广西马头乡古墓出土的青铜浅刺针、1976 年罗泊湾汉墓出土的银针均为岭南使用针灸治疗痹证提供了佐证。

《吕氏春秋·古乐》中记载"昔陶唐氏之始，阴多滞伏而湛积，水道壅塞，不行其原，民气郁阏而滞著，筋骨瑟缩不达，故作为舞以宣导之"，道出舞蹈也是一种导引的方式。战国到东汉时期，绘制在广西左江、右江花山岩的舞蹈壁画，是导引治疗四肢筋骨痹痛的缩影。利用导引改善肢体痹痛，不正是和现在的太极治疗关节炎、功能锻炼治疗强直性脊柱炎有异曲同工之妙吗？

（二）萌芽期

秦汉百越时期是岭南医学的萌芽时期，从岭南诸多汉墓出土的文物中看出，这一时期的医药卫生条件已具一定规模，比如中药"救必应"，为冬青科植物铁冬青的树皮或根皮，民间就有用于治疗关节疼痛、风湿痹痛的经验。又如平乐银山岭汉墓出土的薏苡仁（《神农本草经》中提出薏苡仁"主筋急拘挛，不可屈伸，风湿痹"），西汉南越王墓出土的文物中有雄黄、硫磺、紫石晶、绿松石、赭石等五色药石和羚羊角、龟甲等中药，以及捣药工具、装有药丸的银盒，都说明了当时岭南地区有治疗痹证的经验。如龟甲在《神农本草经》中为上品，除了可以占卜外，还可以主"湿痹四肢重弱"。郑安期采九节菖蒲治疗越民之事源远流长，而菖蒲在《神农本草经》中则有"主风寒湿痹"之效果。到了东汉末年至三国时期，南海人杨孚的《异物志》中提到的桂木、牡蛎、蚺蛇等药物，均为后世治疗痹证之要药。这些，足以说明当时岭南地区医家治疗风湿痹证已经达到一定水平。

（三）奠基期

1. 魏晋南北朝

从魏晋过南北朝，因中原动乱，大量士族南迁，岭南迎来了一批出色的医家，他们把中原医学与岭南实际紧密结合，应用当地生草药以及针法、灸法治病，为岭南医学、岭南风湿病治疗奠定了基础。

当时出色的医家有鲍潜光、支法存、葛稚川等。其中支法存与仰道人善治脚气痹弱，并开启了我国脚气病防治的先例。脚气，唐临论述为"或脚冷疼痹，或行勿屈弱"，所用方为防风汤，比当时越婢汤、续命汤等经方尤为优越，广受欢迎。葛洪的《肘后备急方》中利用陈元膏治疗四肢痹痛、举体风残，体现了慢性疾病慢病治疗的思想；此外，葛洪利用竹杖灸疗腰痛，独特新颖，可以说是灸疗痹证的典范之一。葛洪妻子鲍姑在岭南行医的事迹被《南海县志》收录，鲍姑为岭南人民灸疗赘瘤等疾病，是我国温灸治疗学的开山鼻祖，后人在其基础上改良发展，发明了风雷火针，用来治疗风寒湿毒之气留滞经络肿痛不能行者。

2. 隋唐五代

隋唐五代，多了以"岭南方"命名的医书。李珣的《海药本草》算得上是唐朝五代南方药物的总结，同时也是我国第一部研究海外药物的专著。书中所收延胡索、白附子，与岭南特色药物海桐皮、海蚕沙等均为治疗痹证的重要药物。因参与变革失败被贬到广东的刘禹锡，辑录的《传信方》中治腰膝痛不可忍方，结合了中原医学与岭南医学，治疗痹证疗效确切。

（四）发展期

宋金元时期是中医学发展中的一个重要阶段，这与当时两宋历任执政者重视医学有关。

宋代的陈昭遇给岭南医学的发展带来不少色彩,其中陈昭遇与刘翰等共同制定的《开宝本草》中增加了不少岭南物产,与王怀隐等参与编写的《太平圣惠方》中也收录了不少岭南验方。包括七门治痹类方,累及风痹、风湿痹不仁、风寒湿痹身体手足不遂、风血痹、风腰脚疼痛冷痹、白虎风、历节风等,多用虫类药治疗痹证,药如乌蛇、干蝎、地龙等,方如乌蛇丸、白花蛇散等。根据《诸病源候论》方,辨证用药,如风痹选择细辛散,白虎风选择虎杖散,历节顽痹选择仙灵脾煎,方药多种,几乎包含了所有痹证的治疗方案,对当时甚至后代治疗痹证有较高的临床参考价值。除此之外,《苏沈良方》中所记载用威灵仙、牛膝酒浸治疗腰脚痹证,亦可以体现出当时岭南医家治疗痹证的经验。

元代留下的岭南方著并不多,因保存不善,现只留下元代释继洪的《岭南卫生方》和日本皮纸抄本的《澹寮集验方》。释继洪于1233—1264年行迹于岭南,其对岭南地区气候、平民体质差异甚是熟悉,对痹证兼夹哪种邪气、是否合并痰湿、寒邪都一一辨证,把握治痹之要领。其论肘臂关节酸疼,则是责之在中脘生痰聚湿,是脾中精气不能运化,气滞不下,反上行攻臂,不仅与外邪相关,与肝脾经亏虚也相关。

(五)成熟期

1. 明朝

明代,岭南医学日趋成熟,医家众多,当时更具有特色的是涌现出一批药号,如佛山"梁仲弘蜡丸馆""冯了性"还有广州"陈李济"等。其中"冯了性"的万应药酒主治风湿跌打疾病,而陈李济现产的昆仙胶囊更是治疗类风湿关节炎、强直性脊柱炎的一个重要中成药。中成药的发展,意味着岭南地区痹证诊治又提升了一定水平。

明朝的岭南医学,在前人基础上继续发展,当时医家不少,有张继科、熊宗立、王纶等;《三合集》所记载的张继科治疗痹证医案,"如其治偕尊阃手及腕之肤痛"及至"周身百节俱痛",虽"颈项连耳高肿",但不见"焮赤",指出在前面大夫治疗不见成效之后,张继科考虑为"血中有湿,气中有火",以祛风胜湿之药配合活血祛瘀药后疗效显著;此外,张继科论治湿痹,多以祛湿之药加减,其治有殊,孰轻孰重,分别对待;熊宗立论治痹证有五,分别为筋痹、脉痹、皮痹、肌痹、骨痹,根据侧重不同,用药不同,大多遵循风多则引注,寒多则掣痛,湿多则重着的特点来治疗,可见当时医家治疗痹证已经重视从湿而治。医家饶鹏,融汇仲景、刘完素、李杲、朱震亨各家之精华,治疗痹证,多从脾胃,从湿,从血瘀论治,认为"湿痰满,壅疾流注血中",其师各家活法但又不拘泥于各家死方,学以致用。

从上可见,推测岭南医家们治痹多从湿瘀论治,具体表现在从脾胃论治,从血论治。

2. 清朝

清朝时期,岭南医学流派如同雨后春笋般出现,历史上相关书籍如谢完卿的《会经阐义》、刘渊的《医学纂要》、郭元峰的《脉如》等。刘渊治疗痹证,多采用补血祛湿、温经通络之药治疗,还善于借助酒力散风除湿,舒筋活络止痛,如祛风养荣酒。当时医家众多,其中最著名要数有"粤东医界古今第一国手"之称的何梦瑶,同时被誉为"南海明珠"。对于痹证,何梦瑶有自己的看法,其认为风寒湿只不过是寒湿二气,只道风即是寒,风有内外之分,外风为寒之浅,内风则为人身之气一样,若正气虚弱,寒盛痛极,邪正相争,湿性黏滞,发为痹证,认为痹证只合寒湿,无关风。还指出外感寒湿可以致痹,内生寒湿也能致痹,特别是瘀血停痰等病理产物皆可为痹证之因。突出寒湿为痹证之重要因素,而其余病理产物也可以导致。

当然,历代各家学说中,谢氏的治病思想不离张景岳的杂病证治之精髓,谢氏重视命门学说,以脾胃后天为重,认为肾所藏之真阳亏虚不能荣养筋脉而致"拘挛痛痹"。葛洪在《肘后备急方》之后治疗诸痛症选穴多如风门、合谷、太冲、三阴交、阳陵泉等穴位,不难看出选穴原则不离治风、湿、血;《医学精要》中提出痹证重点在"闭",病因是脏伤寒湿,或因汗出当风,或因风寒,或因水湿,乘虚而入,病机则是血气为邪所闭,不得通行,留而不去而成痹,此即所谓的湿瘀致痹。三水儒医黄恩荣认为痹证证在筋节,当借气厚、力重之药,方可深入经络,透热毒瘀血外出,推测黄氏认为痹证在筋骨者,以湿、瘀、毒为主。番禺潘兰坪治疗湿痹,注重调气,认为气机畅通,诸闭可通。

岭南草药专著方面,有何克谏《生草药性备要》,赵寅谷《本草求原》,肖步丹《岭南采药录》,胡真《山草药指南》等;《生草药性备要》还收录了食物本草一类,如菊花酒可去痿痹,冬瓜藤可以除湿、通利关节,吃鲤鱼可以治疗湿痹水肿等,可见清朝时期医家已经重视饮食对痹证患者的调养。

(六)繁荣时期

岭南医学发展到清代,已经有相当高的水平,民国时期更可谓高峰。一大批中医期刊如《杏林医学月报》《广东中医药学校校刊》等期刊的出现,更加促进了岭南中医药学术的交流。

吴粤昌《岭南医徵略》是第一部也是目前为止收录岭南医家人物介绍较全面的专著,共收录岭南医家 503 名。而民国时期医家医学著作最多最集中,这是岭南医学发展到一定阶段的必然结果,也是岭南医学兴盛时期的反映。据统计,目前共收录记载民国时期岭南医家医著 8 部,期刊 9 类,医家 103 名,医案 999 则。

岭南医家之多,流派亦不少,如伤寒派、补土派、温病派等。如广东新会陈伯坛,著有《读过伤寒论》《读过金匮》《麻痘蠡言》三部著作,共 80 余万字,其中前两者不仅仅是弘扬仲景学说,更有批驳历代注家之误;除此之外,伤寒流派的医家还有陈应期先生,其善用经方,用药精简效佳。还有我们的郭梅峰老先生,有谨熟阴阳、用药以轻取胜、喜用花类及甘平药物、长于固本等特点。其在治疗一例风湿痹证患者医案中,采取养肝血以治"风湿"虚证,其曰"此历节病也,即用《金匮要略》桂枝芍药知母汤一剂,继遵古人治风先治血之法……"重视从血论治风湿。

民国时期发展迅速的还有岭南温病学,梁子居、陈任枚、钟少桃、高轩、甘伊周、郭梅峰、刘赤选等老一辈医家都是岭南温病学的先驱,他们的学术思想和诊疗经验弥足珍贵。

(七)发展与传承,当代岭南风湿病发展

金小洣等通过筛选 211 名名老中医,以成名于 1949 年以后、在中医方面有较高的学术造诣、医术反映当代中医最高水平、在岭南行医多年并且得到岭南地区学术界认同、学术思想有传承等为标准,筛选出 10 名岭南名家,包括邓铁涛、靳瑞、刘仕昌、禤国维、周岱翰、邱健行、丘和明、陈全新、何炎燊、熊曼琪。

其中,岭南温病大家刘仕昌认为,痹证的辨证论治当结合岭南地区气候、人群体质及痹证的临床表现入手,其认为风淫湿滞为痹证发生之外因;邪气闭于经络皮肤,体质偏阴偏阳、气血盛衰与痹证出现偏寒偏热有着密切的关系。治疗上,以祛风祛湿为基本大法,遣方用药,取得较好疗效。

陈全新教授医术精湛,在治疗痹证的时候,重视辨证,明确诊断,配合其治病理念,根据痹证的分类和患者体质、情志确定治疗法则,取得很好的疗效。

"靳三针"创始人靳瑞教授,利用中医针灸辨证特色的组穴原则、配穴方法、独特的针刺手法,强调"治神调神"的重要作用,其中痹证治疗上,有肩三针、膝三针、踝三针等,突出了穴位局部治疗作用。

首批"国医大师"邓铁涛长于对内科杂病的诊治,简化辨证分型,精准辨证,推崇专病用专方,对证下药;治法多变,从古籍中汲取灵感,师古而不泥古,给药方法灵活;重视现代医学,强调中医既要突出自身特色,又要学习先进的检验手段;辨病细致入微,用药慎重细致,注重治未病,特别擅长运用五脏理论辨治疑难杂症。

何炎燊教授学验俱丰,擅长以古方治疗疑难杂症,屡起沉疴。

丘和明教授认为血液系统损害的病因主要是虚、火、瘀,气血不足、阴液亏损为本,火热、瘀血为标,发为本虚标实,虚实夹杂之症。

邱健行教授对血液系统疾病尤其是血小板减少性紫癜的诊疗有丰富的临床经验,认为初病在气分,可为气滞,病变待以时日,则可延至血分;初入血分,后气血交变尚未至瘀之时,则为血郁,久之为血瘀。

国医大师禤国维在治疗皮肤病上有着独特的看法,认为系统性红斑狼疮(SLE)的发生与先天禀赋不足及肾阴亏虚有明显的关系,临床上分为热毒炽盛证、阴虚内热证及脾肾阳虚证。而对于银屑病方面,禤老认为本病之发生,血燥体质是其本,外感燥、寒之邪郁而化热是其因,而其病机发生发展过程中,燥、毒、瘀三者最为关键,以血燥为本,毒、瘀为标,三者互相影响,治疗上若仅仅以养血润燥或凉血清热,尚嫌不足,必须寻找到能解其毒瘀、破其坚痼的有效方药,方能取得较好的近期及远期疗效。

第三、四批全国老中医药专家学术经验继承工作指导老师，广东省中医风湿病重点专科专病学术带头人陈纪藩教授认为虚是风湿病发病的根本内因，多种病邪交错是其病机特点，调和阴阳为其治疗大法，具体治法需注重攻补兼施、寒温并用和燥润互济；针对病因病位选药，用药精简；惯用药对，巧用虫药，不离藤类；重视功能锻炼和心理疏导。另外，陈教授辨证注重整体，治疗推崇从本论治，调和阴阳，平补平泻，陈教授结合广东的气候水土特点，在治疗上根据不同时期病理特点提出了不同的治疗原则和方法：类风湿关节炎早期、中期，治疗上以疏风清热、祛湿活血等祛邪为主，减轻"筋伤"并预防"骨损"；类风湿关节炎晚期患者肝肾气血亏虚，关节畸形，"筋伤骨损"病理特征明显，当补益肝肾，调和营卫，防止"骨损"的进一步发展。同时，陈教授强调该疾病不同阶段的治疗方法有别，但"顾护脾胃"的指导思想需贯穿治疗的始终。

广东省中医院教授，全国知名风湿病专家邓兆智教授认为，所有的风湿病患者均存在先天禀赋不足或素体正气亏虚，在感受风寒湿等外邪后，出现了脏腑亏虚、阴阳失衡、邪气痹阻、筋骨脉络瘀阻失养的共同病因病机，故其总的治疗原则均以扶正祛邪为主。但不同类型的风湿病应根据其不同的病因病机、表现特点、预后转归，其基本治疗原则各不相同，治疗方法也各有侧重。对于以关节、筋骨、肌肉病变为主的类风湿关节炎、强直性脊柱炎等，因肝主筋，肾主骨，脾主肌肉，其治疗过程中除根据病程各个阶段的病邪特点祛邪外，更应注意调肝、补肾、健脾；而对于以脏腑病变为主的结缔组织病，如系统性红斑狼疮、干燥综合征、硬皮病等，其病因病机多为脏腑阴阳失调，治疗过程中应以注重调节阴阳平衡为主,兼以祛除其湿、热、瘀等标邪。用药方面,根据岭南气候特点及岭南患者体质特点选择用药。

通过文献学习与综述,本节对岭南中医风湿病的源流进行了简单总结,发现岭南医学从远古开始,经过每个时代的变迁、转变,逐渐发展,积累了非常难得而且丰富之论治风湿病经验。一方水土养一方人,岭南地区虽然是痹证多发地区,然一方草木眷顾一方人,在岭南从古至今的医家们锲而不舍的努力之下,对痹证病因病机、辨证论治逐渐有了很深的认识,并形成了有特色的岭南治痹经验。

主要参考文献

[1] 刘芳芳,王平,李俊莲,等. 中医病因之"湿"的概念分类与辨析 [J]. 中华中医药杂志,2016,31(9):3439-3442.

[2] 徐志伟,吴皓萌,刘小斌,等. 岭南医学流派的形成与特色 [J]. 中华中医药杂志,2015,30(7):2272-2274.

[3] 罗颂平. 岭南文化与岭南医学特色 [J]. 中医药临床杂志,2012,24(9):818-820.

[4] 文达良,苏晶. 岭南地理气候环境及体质特点与温病关系的研究 [J]. 中国中医基础医学杂志,2010,16(4):276-277.

[5] 袁青,刘龙琳,沈秀进,等. 论"靳三针"学术内涵 [J]. 中国针灸,2014,34(7):701-704.

[6] 李松林,潘习龙. 丘和明以虚、火、瘀论治血液病的经验 [J]. 陕西中医,2000(7):318-320.

[7] 关彤,卢永智,林昌松,等. 陈纪藩教授治疗风湿病经验述要 [J]. 广州中医药大学学报,2011,28(6):651-653,655.

第二节　代表性医家

一、陈纪藩

陈纪藩教授是广东省名中医,广州中医药大学首席教授,第三、四批全国老中医药专家学术经验继承工作指导老师。陈师学识渊博,治学严谨,从事医疗、教学、科研和管理工作近50载,擅长运用《黄帝内经》《伤寒论》《金匮要略》等经典著作的理法方药防治风湿病。陈师认为,风湿病的发生多以人体营卫失调、气血不足、肝肾亏损等为内因,由于先天禀赋不足,导致筋骨失养而空虚,一旦起居饮食稍有不慎,外界的风、寒、湿、热之邪便乘虚而入。陈师主张以调和阴阳作为治疗风湿病的根本大法。对于风湿病领域不同病种,或同一病种的不同阶段的治法,陈师主张应病证结合,辨证施法。在方药运用上,擅长针对病因病位选药,精妙地进行加减。在辨病辨证的基础上,针对患者起病或变证的原因精确加减药味,从而大大提高临床疗效。此外,陈师还擅长借助药物的归经属性,针对不同的病位选用不同药物以求直中病所,尤其在虫类药、藤类药的运用可谓出神入化,得心应手。除了药物治疗外,陈师十分注重关节功能锻炼和心理疏导。陈师认为,对于风湿病患者,关节动则通,静则僵,一定要重视对患者关节功能锻炼的指导。中医关注情志致病,更注重情志治病。在临床上风湿病患者在获知所患疾病为慢性病后,常常会出现心理障碍,不健康的情绪状态有碍疾病康复。故陈师在治疗中十分重视对患者的心理疏导,并在临证处方时,常针对患者的异常心理状态,予甘麦大枣汤、百合地黄汤及逍遥散等经方加减。

二、邓兆智

邓兆智教授是全国知名风湿病专家,广东省中医院教授,从事风湿病临床、科研及教学工作30余年,学习吸取近代名老中医临床特色与精髓,师而不泥。邓师治疗常见风湿病的基本思想是"辨证求因,审因论治"。邓师认为,所有的风湿病患者均存在先天禀赋不足或素体正气亏虚,在感受风寒湿等外邪后,出现了脏腑亏虚、阴阳失衡、邪气痹阻、筋骨脉络瘀阻失养的共同病因病机,故其总的治疗原则均以扶正祛邪为主。其病因病机多为脏腑阴阳失调,治疗过程中应以注重调节阴阳平衡为主,兼以祛除其湿热瘀等标邪;分期辨证治疗类风湿关节炎。邓师认为类风湿关节炎的病因病机是因先天禀赋不足或素体正气亏虚,复感风寒湿热之邪后,气血运行不畅,邪气留滞关节筋骨之间不化,久之损伤肝肾阴血,筋骨失养。初期急性活动期以邪实为主,中晚期多以肝脾肾亏虚、痰瘀阻络为主,邓师重视因地制宜,认为岭南气候湿热,不宜使用大辛大热之乌头,而常以细辛、制马钱子等散寒止痛,佐以羌活、独活、姜黄等温通之药祛风除湿。对于风湿病,邓师主张一定要早诊断、早治疗,只有在疾病的早期给予积极的干预措施,才能逆转病情的发展,而中医药在风湿病的早期干预方面具有不可替代的优势。

三、沈鹰

沈鹰教授师从全国名老中医、广州中医药大学终身教授王建华教授,现担任国家风湿病专业委员会副主任委员、国家中医药管理局重点风湿病专病中心主任、博士生导师,从事风湿类疾病的中西医结合诊治研究近30年,对风湿病治疗积累了十分丰富的临床经验。沈教授治疗痹证善于抓住重点,删繁就简,他认为分型过多不利于临床用药,虽然痹证有虚有实,或虚实错杂,但是根本无外乎寒与热两种病性。寒热二方只是作为基本方。根据患者的临床表现各有不同,疼痛的部位与性质的区别,在治疗过程中,在基本方的基础上做适当加减。沈教授治痹证重视活血化瘀,治疗上重用鸡血藤、丹参等活血化瘀药,对后来黄清春教授研究类风湿关节炎瘀证病机起了很好的指引作用,而且沈教授还十分重视内服外用的相互配合。总结前人的临床经验制作熏洗方、外敷方,运用于临床多年,取得显著的疗效。

四、黄清春

生于 1963 年 3 月,祖籍河南,现为广东省中医院风湿学科带头人,主任医师,医学博士,博士后,博士后合作导师,博士生导师。广东省中医药学会风湿病专业委员会主任委员,广东省社区卫生学会风湿康复分会主任委员,中华中医药学会风湿病分会副主任委员,中华中医药学会免疫学分会副主任委员,世界中医药学会联合会中医药免疫专业委员会副会长兼副秘书长,广东省中西医结合学会痛风专业委员会副主任委员,中国中西医结合防治风湿病联盟常务委员,2015 年获首届"羊城好医生"荣誉、入选 2017 年及 2018 年"胡润·平安中国好医生榜"。

从事临床工作 30 余年,擅长于中西医结合治疗强直性脊柱炎、类风湿关节炎、痛风、系统性红斑狼疮、幼年特发性关节炎、皮肌炎、干燥综合征、腰椎间盘突出症等风湿病,具有丰富的临床经验。尤其在类风湿关节炎方面,获得临床和科研的业界认可。得益陈纪藩教授经方治痹的思想和理念,应用于临床,结合自己的临床体会,总结出类风湿关节炎"早期中医西医相结合,中期内治外治相结合,晚期内科外科相结合"及"活血化瘀贯穿类风湿关节炎治疗始终"的学术观点。并获医疗科技成果三等奖 4 项、二等奖 3 项,国家和省自然科学基金等各项基金项目 25 项。发表论文 80 余篇,其中以第一作者及通讯作者身份发表 SCI 文章 8 篇,作为主编或副主编参与编写出版医学专著 7 部。

第二章 学术思想

第一节 风湿病的中西医结合
理解与实践

黄清春教授从河南中医药学院硕士毕业后被特招至广州军区总医院工作近25年,其间师从广州中医药大学首席教授陈纪藩教授,然后到广东省中医院风湿科担任科室主任一职,从用中医整体观念的思维考虑问题,到接受系统的西医培训,中西医结合治疗风湿病的理念伴随黄清春教授30余年,慢慢形成了他自己对中西医治疗风湿病的理解和思考。

一、中西医治疗风湿病各有所长,应有机融合、优势互补

风湿病多为自身免疫相关的难治性疾病,病因及发病机制不明,目前缺乏特效或根治方法。20世纪80年代以来,随着免疫组学和分子生物学的高速发展,西医风湿病学的发展也随之日新月异,在诊断和治疗等方面取得的进展令人惊叹,更多地以机制和靶点治疗为主,西医治疗具有起效快、靶点准,但是存在西药副作用大、减药难和撤药慢等问题。中医最早认识风湿病为痹证,治疗痹证的经典方剂有桂枝芍药知母汤、独

活寄生汤、黄芪桂枝五物汤等；中医认为正虚于内是类风湿关节炎发病的根本因素，《黄帝内经》中明确指出"血气皆少……感于寒湿则善痹"；张仲景论述历节病脉证异治中指出"营卫不通，卫不独行，营卫俱微，三焦无所御，四属断绝"，"寸口脉沉而弱，沉即主骨，弱即主筋，沉即主肾，弱即为肝。汗出入水中，如水伤心，历节黄汗出，故病历节"；《素问·阴阳应象大论》言"肾生骨髓"，肾主藏精，精能生髓，髓能养骨。当肾之精髓不足，不能养骨，可以出现关节疼痛、腰脊疼痛、足跟痛等痹证表现。说明正气不足、肾气虚衰是痹证发病的重要因素。

近代朱良春、焦树德、陈纪藩等名老中医亦认同肾虚为风湿免疫病的发病根本，焦老首创尪痹证名，尪痹属于"痹证"范畴，"风寒湿三气杂至，合而为痹"是其总的病因病机，更重要的是其认为尪痹还具有寒湿深侵入肾的特点。朱老认为类风湿关节炎邪气之入侵及病情之发展，与肾督关系甚为密切，并将痹证特点概括为"四久"——久病多虚，久病多瘀，久痛入络，久必及肾，指出肾虚为类风湿关节炎发病之本质。陈老认为肾虚为痹证之根本，以阴阳调和为法，针对病因病机选药，善用经方，重在加减精妙。因此他们都认同治疗风湿病首先以补肾为本，再辨证以祛寒、化湿、祛风通络为法，中医辨证论治，以治本为根兼以治标。中西医结合的学习和工作经历使得黄清春教授对于中西医治疗风湿病的长短和优劣有了进一步的认识，中医与西医不是对立的，两者可以相辅相成、取长补短。在风湿病的急性期，西医治疗可以放在首位，尽快控制病情，中医药起到独特的协同作用，减少西药的不良反应，保护胃肠道纠正和平衡患者体质；而当疾病处于缓解期/慢性期，西药当慢慢减量，中医则当起核心作用，以辨证施治为纲，稳定病情，减少复发，长期控制病情。以系统性红斑狼疮为例,当出现急性狼疮肾、狼疮脑的时候,应以西医激素冲击、环磷酰胺冲击及丙种球蛋白冲击治疗为主,当病情相对稳定时,因为患者之前使用大剂量激素、免疫抑制剂而出现下肢水肿、库欣综合征等情况,此时则当以中医药辨证施治为主,以调节体质、平衡阴阳,便于病情的长期稳定。

二、临床与科研实验相互启发和补充

作为现代的医生,临床与科研是分不开的,早在20世纪90年代时,黄清春教授在广州军区总医院工作的时候就发现增加使用复方丹参注射液治疗的类风湿关节炎患者的治疗效果更佳,为了验证丹参在类风湿关节炎的治疗作用,在沈鹰主任的指导下,决定在大鼠身上做实验探究,那时的实验条件和现在根本没法比,为了寻找类风湿关节炎造模的原材料,黄清春教授不辞辛苦,取小公牛膝盖软骨回实验室提取Ⅱ型胶原蛋白,随后通过一系列实验初步验证了血瘀贯穿类风湿关节炎发病的始终,结合肾虚为风湿免疫病发病的核心病机,确立了化瘀通痹和强肾治疗类风湿关节炎的基本思路。2015年成立了类风湿关节炎研究团队,继续探究类风湿关节炎的发病机制和治疗,在时任澳门科技大学校长刘良的指导下和国医大师朱良春的嫡系传人潘峰主任的协作下,黄清春教授带领黄闰月等科室骨干创立的化瘀通痹方和化瘀强肾通痹方在初步的临床观察中取得满意的效果,并申请了国家专利;2017年黄闰月接任团队主任并更名为风湿免疫研究团队,申报和中标了多个国家级及省市级科研项目,研究疾病包含了类风湿关节炎、骨性关节炎及系统性红斑狼疮等等,其中在欧洲抗风湿联盟专家指导下进行的痹祺胶囊联合甲氨蝶呤(MTX)治疗类风湿关节炎的安全和疗效评价的临床实验中提示,痹祺胶囊具有较好的骨保护作用,延缓了类风湿关节炎患者的骨侵蚀进程,极大地提高了患者的生活质量。

从临床中发现问题,到科研中去寻找解决的方法和手段,最后回归临床、服务临床,为的就是给患者提供更好的治疗方案,这就是黄清春教授一直在坚持的临床与科研相辅相成的初衷。

三、风湿病治疗的传承与创新

中医药治疗风湿病已有上千年的历史,文献与方药浩如烟海,且中医药治疗风湿病具有辨证论治、标本兼治的优势,近代涌现出了以路志正、朱良春、李济仁等国医大师及焦树德、陈纪藩等名老中医为代表的风湿病大家,他们在治疗风湿病中积累了大量宝贵的经验和方剂,是当代风湿专科医生巨大的宝库,如何传承好、整理好、发掘好、应用好和验证好他们的经验和方剂更是我们当代医生的责任。近30年来,随着免疫组学和分子生物学的高速发展,风湿病的发病机制越来越被人们所发现,而靶向治疗药物的出现、诊疗指南的不断更新,更是为我们当代医生开阔了视野和拓展了思路,风湿病的治疗也在飞速发展,因此我们在传承好国医大师和名老中医的经验的同时,还要跟紧时代的步伐、有所创新,做到传承好、发展好、利用好。

陈纪藩教授认为肾虚为痹证之根本,善用经方、用药精简、惯用药对、巧用虫类、不离藤类,主张加强功能锻炼和心理疏导,黄清春教授在学习陈师经验的同时,结合自己前期的临床经验,总结出血瘀贯穿类风湿关节炎发病的始终,在继承了陈老善用药对、藤类治痹经验的基础上,又融入了自己多年临床经验用药丹参,带领弟子储永良、黄闰月、陈秀敏及科室骨干制定出化瘀通痹方，随后又结合名老中医焦树德肾四味和国医大师朱良春治痹学术思想指导提炼出化瘀强肾通痹方，目前取得较好的临床疗效，拟进一步申请相关的基础与临床研究课题。

除此之外，广东省中医院风湿科也是集各大名家的传承和发展之地，科室骨干何晓红、徐侦雄、周颖燕作为"华夏治偻第一人"焦树德先生学术继承人何羿婷的弟子，传承了焦老补肾祛寒法治疗尪痹、大偻的经验；骨干潘峰作为国医大师朱良春的嫡系学术继承人，继承了朱老"益肾壮督治其本，蠲痹通络治其标"治疗风湿痹证的经验，善用虫类药；黄清春教授弟子储永良、黄闰月二人拜师于国医大师李济仁，李老作为新安医学的代表人物，在痹证诊治上提出寒热辨治、气血并举、痹痿同治"三期疗法"，弟子二人沿用李老善用藤类、调寒热、补气血的理念；科室骨干周颖燕、张磊、赵越均来自中国中医科学院广安门医院风湿科，国医大师路志正作为广安门医院风湿科的学术带头人，他们分别师从广安门医院的不同导师，也学习和传承了路老的学术思想，尤其是对路老提出"燥痹"的病因病机及临床治疗经验都有深入的了解。在承习各大家经验的同时，我们结合了岭南地区气候湿热、湿邪困脾等特点，在辨证处方时注重清热、祛湿，同时我们认为应重视脾胃为后天之本的作用、注重顾护脾胃，逐步形成了具有岭南特色的中医药治疗风湿病的经验。

四、加强国内与国际的交流与合作，推动中医风湿病学科的发展

目前中国风湿免疫病的患者越趋增多，且多为病因不明、治疗难度大的一类自身免疫病，而目前基本只有大城市的三甲医院才有风湿专科，社区医生对于风湿病的认识相对比较

缺乏，往往存在误诊和漏诊的可能，这就造成大部分来到三甲医院就诊的风湿病患者往往到了疾病的中晚期，增加了治疗难度，降低了治疗效果。为此，黄清春教授思考：如何才能减少风湿病的误诊和漏诊？如何提高我们风湿专科医生的诊疗技术？如何增强我们风湿专科医生面对危重疾病的处理能力？

我们认为，以上工作需要更大的平台，通过增加国内外的合作，共同推动中医治疗风湿的发展。在来到广东省中医院8年多的时间里，黄清春教授一直坚持着用实际行动去解答我的疑惑。自2013年黄清春教授被选为广东省中医药学会风湿病分会主任委员以来，每年都坚持举办风湿病年会和风湿病高级研修班，为各地区医院的专科医生解读最新的诊疗指南和分享疑难病例，逐步提高了各地医院风湿病专科医生的诊疗水平，2017年黄清春教授牵头成立了广东省社区卫生学会风湿康复分会并担任主委，每年都至少举办一次学习班，同时还不定期下达社区医院举办地区学习班和义诊活动，培养了至少300名对风湿病感兴趣的社区基层医生，慢慢形成了"小病下得去，大病上得来"的相互转诊的社区 - 三甲医院医联体，2018年黄清春教授牵头成立了岭南抗风湿联盟，联合珠三角地区及广西等地三甲医院的风湿专科，把各个地区的力量联合起来，做到资源共享、相互合作和共同发展；同时广东省中医院风湿科还作为阳江市中医医院、汕尾中医医院、东莞市中医院、深圳市龙岗区中医院、江门市五邑中医院、广州市中西医结合医院等医院的风湿科协作帮扶单位，定期派科室骨干到各个医院去查房带徒及每年接收各地医院进修医生数十人，传授最新的诊疗方案及特色的中医治疗手段。

国际交流与合作方面收获颇丰。我们一直努力着把最先进的国际诊疗技术与国内中医优势相结合,推动风湿病学的发展。2016年黄闰月作为国家公派学者前往欧洲抗风湿联盟的依托单位荷兰乌特列支大学进行交流访问,多次拜访欧洲抗风湿联盟(EULAR)的主席、常务委员会主席及研究事务部主席,并就风湿病的热点问题进行了多次沟通与交流,还深入探讨了中医药治疗风湿病的合作与发展,目前已在荷兰乌特列支大学医学中心风湿免疫学教授提摩太·瑞德斯达可(Timothy Radstake)、包杜安·伯诃瑞因(Boudewijn Burgering)的指导下进行多项临床研究,如痹祺胶囊联合甲氨蝶呤治疗类风湿关节炎的安全和疗效评价的临床、昆仙胶囊治疗狼疮性肾炎临床疗效及安全性评价等,同时我们还聘请提摩太·瑞德斯达可教授为广东省中医药学会风湿病分会顾问;2017年王茂杰作为医院员工前往荷兰乌特列支大学读博士,进一步加强了与欧洲抗风湿联盟专家的交流与合作,2018年参加欧洲抗风湿联盟年会,2017、2018年连续两年参加美国风湿联盟的年会,学习国外最前沿的治疗方案和技术,提升了专科医生的诊疗水平和面对疑难重症疾病的处理能力;2018年成立的粤港澳大湾区联合实验室,广东省中医院风湿免疫研究团队作为主导单位之一,也进一步加强了地区间的沟通与合作,促进了中医风湿病学的发展。

五、时时刻刻努力着,不忘践行省中医人精神

黄清春教授2011年加入广东省中医院,担任科主任一职务后,时时刻刻践行着广东省中医院(简称省中医)人的精神——仁爱、敬业、务实、进取。黄清春教授对待患者如同对待家人一般,以患者为中心,处处为患者着想。中医师承和科班出身,为他打下了坚实的中医知识基础,而在西医院工作的25年中他接受了规范西医诊疗培训,积累了大量的中西医治疗风湿病经

验。科里收住的每一个患者他都会查房、询问病情、明确诊断、立方处药,为患者们确定最佳的治疗方案。而且,黄清春教授门诊基本不限制加号,因为他深知,能找到门诊的患者,大部分是专程从外地赶过来或者是跑遍广州许多医院未能解决问题的疑难患者,如果把他们拒绝于诊室门外,他们可能会失去继续治病的信心。孙思邈《大医精诚》中说:"若有疾厄来求救者,不得问其贵贱贫富,长幼妍媸,怨亲善友,华夷愚智,普同一等,皆如至亲之想。"作为科室主任,黄清春教授关心每一位员工,把医院当作第二个家,每当员工有难处向他倾诉时,他都会安慰他们,帮他们解决困难,同时对于科室建设的建议,只要是积极向上的他都会采纳。作为中医界的领头羊,黄教授知道不能故步自封,遇到疑难病例的时候他都会组织科室骨干积极讨论,当遇到新的技术和治疗手段时他也会虚心向问,接纳新的知识来不断提高个人的诊疗水平,为患者提供最佳的诊疗方案。黄教授以身作则,同时要求科室每一位员工都要严格要求自己,做到精益求精,在院领导的带领下,共同努力,把广东省中医院风湿科打造成岭南一带甚至是全国知名的风湿专科。

六、国家政策的大力扶持,中医药发展迎来新时代

中医药作为我国独特的卫生资源、潜力巨大的经济资源、具有原创优势的科技资源、优秀的文化资源和重要的生态资源,一直以来在疾病的治疗和预防中都起着举足轻重的作用,2016 年,《国务院关于印发中医药发展战略规划纲要(2016—2030 年)》再一次重申了中医药治病的重要地位,随着我国新型工业化、信息化、城镇化、农业现代化深入发展,人口老龄化进程加快,健康服务业蓬勃发展,人民对于养生的追求、对于中医药服务的需求和信任越来越高,中医药必然会迎来高

速发展的时代,因此我们要逐步形成全社会"信中医、爱中医、用中医"的浓厚氛围和共同发展中医药的良好格局,同时健全中医药法律体系,完善中医药标准体系,使得中医药治病能有法可依,有章可循;作为临床医生的我们需要继承、发展、利用好中医药,造福人类健康。就目前的形势来看,基层的中医药资源相对匮乏、高层优质的中医药人才也相对缺乏,对老一辈的传承和发展还是相对做得不够,因此在国家政策的大力支持下,我们要珍惜和把握时机。以中医治疗风湿病为例,我们要提高中医药防治风湿病的能力,促进中西医结合治疗风湿病,发掘民族医药治疗风湿病的优势,逐步培养掌握常见风湿病诊治的基层医生,完善网络及城乡 - 三甲医院就诊的医联体模式。广东省中医院风湿科要探究和发挥中医药防治风湿病的优势,为患者提供最佳的诊疗方案,改善风湿病患者的生活质量。

第二节 风湿病常见诊疗误区与思考

风湿病学是内科学系的一个分支,是一门新兴学科,在我国风湿病学科虽起步晚,但发展迅速。多年来"风湿病"更被认为多是临床上的疑难杂症、少见病、罕见病,不少不理解风湿病的患者会感到困惑,关节痛不是应该看骨科? 皮肤症状不是应该到皮肤科就诊? 阴雨天引起的关节不适才要到风湿科吧? 甚至仍有少数医生也这么认为。其实风湿病是由不同病因(已知或未知的)引起的影响运动系统(骨、关节、肌肉、肌腱、滑囊筋膜、韧带及神经、血管等),出现慢性疼痛、肿胀、畸形、功能障碍、感觉异常等症状的一大类疾病,达百余种之多,涉及多种学科,如骨科、血液科、呼吸科、消化科、心内科、神经内科、口腔科、眼科、皮肤科等,临床表现具有多样性、复杂性。

　　临床上如出现发热诊断不明，关节痛找不到原因，多脏器、多系统受累无法用原发病解释的情况，都被送到风湿免疫科来。风湿科医生如同侦探般搜寻证据，去伪存真，找出疾病诊断要点，及时做出诊断和治疗。虽然如此，在实际临床中，我们仍存在一定的诊疗误区和困惑。比如，我们常常看到很多患者辗转多家医院，诊断仍不明确，或者说诊断明确了，治疗却不达标，甚至有的患者诊断和治疗方案都很明确，却因药物不良反应不能坚持治疗。以下将分述风湿病常见诊疗误区和困惑：

一、风湿病诊断上的困惑

　　风湿病和其他系统的疾病不同，不能仅依靠临床表现、实验室指标、影像学资料明确诊断，有时候还需要多学科协助方可诊断。

（一）临床表现各异

　　风湿病临床表现或者说常见症状不外乎关节痛、皮肤黏膜病变表现、肌肉表现异常等，虽用几个字概括容易，但分析起来却并不简单。

　　关节痛：风湿病中几乎每种疾病都有可能出现关节痛，那么以关节痛为主诉来就诊的患者该诊断什么疾病呢？我们需要辨别患者是哪个年龄阶段发病，疼痛在哪个位置，发病时候的表现是怎样，缓解因素是什么？不同年龄、不同关节、不同性别的患者，即使都是同样一个关节疼痛，诊断考虑都会有所不同。比如老年人膝关节疼痛，常见于膝骨关节炎；而青少年膝关节疼痛，则需要排除强直性脊柱炎。

　　皮肤黏膜改变：因为风湿病常常累及多个系统，皮肤黏膜中含有丰富的结缔组织和血管，因此也是个重要的靶器官。部分患者可能在开始出现皮肤不适，或者皮肤改变的时候首先想到的是皮肤科,这是无可厚非的,但是如果治疗一段时间后没有好转,不妨来看看风湿免疫科。最简单的例子就是系统性红斑狼疮,最开始关注的可能就是脸上的蝴蝶斑,然而殊不知,系统性红斑狼疮中"系统性"三字意义深远,它是一种累及多系统、多器官的自身免疫性疾病,也就是说,皮肤表现可能只是一小部分,浆膜炎、肾脏病变、中枢神经系统损害、血液系统异常更是要害。除此之外,银屑病患者银白色鳞屑改变、指甲呈顶针样凹陷,结节病的皮肤瘢痕,白塞综合征的反复口腔溃疡,类风湿关节炎患者的类风湿结节,硬皮病患者的皮肤、肌肉萎缩,都体现出风湿免疫病的皮肤黏膜改变中形态各异的特点。

发热:发热患者常首次就诊于急诊科、呼吸科,病程超过2周的患者则会就诊于肿瘤科、感染科,在竭尽全力找不到原因后可能会想到风湿科。风湿病中可以出现发热的疾病有很多,如系统性红斑狼疮、类风湿关节炎、干燥综合征、血管炎、成人 Still 病等,在遇到发热的患者的时候,需要做排他性诊断。

肌肉改变:风湿病引起肌肉损害并不少见,主要表现为肌痛和肌无力,同样需要鉴别的是哪个位置的肌痛。皮肌炎或多肌炎的患者常表现为近端肌无力,有时伴有吞咽困难和呼吸肌无力;结节性多动脉炎的患者则表现为弥漫性肌痛或者下肢肌触痛。风湿性多肌痛患者则见全身多处局部肌肉疼痛。

关节痛、皮肤黏膜改变、发热、肌肉改变只是风湿免疫病中的部分临床表现,有些还导致内脏、眼部、血管等病变,用临床表现各异来概括再合适不过了。

(二)特异性指标少

任何一个疾病的诊断都需要结合临床表现、实验室检查结果,风湿病也不例外。风湿科涉及的指标很多,除了人们熟知的类风湿因子、类风湿自身抗体、血沉、C反应蛋白，还有抗核抗体、抗磷脂抗体、自身免疫性肝病相关抗体、补体、免疫球蛋白、免疫复合物等。那么多指标，是否诊断依靠指标十分明确了呢？答案为否，因为指标虽多，特异性指标却非常少。

拿类风湿因子（RF）来说，类风湿因子阳性，就是类风湿关节炎吗？不一定。类风湿因子阴性，就一定不是类风湿关节炎了吗？也不一定。因为有血清阴性类风湿关节炎。RF按免疫球蛋白类型可以分为IgM-RF、IgG-RF、IgA-RF和IgE-RF；IgM-RF与类风湿关节炎的皮下结节、下肢溃疡相关，而IgG-RF则与类风湿关节炎的关节外症状相关。在诊断类风湿关节炎中，RF的阳性率为80%，其为诊断的重要血清学标准之一，但不是唯一标准，并不是类风湿关节炎（RA）的特异性抗体，可在很多疾病中出现，如干燥综合征、系统性红斑狼疮、硬皮病、结核、血吸虫病等。同样抗核抗体（ANA）也并非只在系统性红斑狼疮、干燥综合征等风湿病中可以见到，部分感染、肿瘤或正常人中也可以有低效价的ANA存在。而抗ENA抗体中，抗Sm抗体对系统性红斑狼疮的诊断高度特异，在系统性红斑狼疮中阳性率为30%。原发性干燥综合征中，抗SSA和抗SSB抗体的阳性率分别为60%和40%，在其他风湿免疫病种，这两种抗体也可出现，并且提示有继发性干燥综合征的可能。抗Jo-1抗体目前被认为是多肌炎/皮肌炎的标记性抗体，阳性率分别为20%、10%。

虽然如此，在临床上，检验指标对风湿病患者的诊断、治疗、预后意义重大，缺之不可。

除了实验室指标，风湿病诊断也需要影像学上的结果辅助诊断，那是不是单凭影像学结果就可以诊断了呢？结果是否定的。由于现实中常常会出现多种疾病表现出相同的影像学特征,导致放射影像科的报告有可能发生偏差,而影像学医生凭着检查单上的简单描述做出的诊断可能并不十分准确,因此我们常常会看到报告上写着"请结合临床"。除了影像学的结果,还需要结合临床表现、检验结果综合诊断。

(三)诊断思维注重开放性与系统性

风湿病临床表现多样化、特异性指标少,具有中晚期易诊断、早期难诊断,典型的易诊断、不典型的难诊断的特点,面对多系统、多器官损害,病情复杂、进展迅速的患者,风湿免疫科医生该如何解决这种诊断困惑呢? 这要求我们的诊断思维应做到开放性与系统性相结合。

风湿病是涉及多个系统和脏器的疾病,长期需要和多个学科交流合作,如皮肤科、呼吸科、骨科、心血管科、神经科、肿瘤科等。这就要求我们在诊断过程中,要全面、系统看待问题。风湿病是一组与免疫相关的、以非组织器官特异性炎症为特征的疾病,炎症性疾病包括感染性炎症相关疾病、肿瘤性炎症相关疾病、理化损伤导致的炎症相关性疾病和免疫性炎症相关疾病。也就是说我们在诊断一个病的过程中,需要排除感染、肿瘤、理化因素所致的炎症性疾病,所剩下来的就是免疫相关疾病了。这看似简单,然而疾病在发展,许多病也并不像教科书描述的那样典型,如有些系统性红斑狼疮患者并没有皮肤的表现;强直性脊柱炎的患者不是腰背疼痛,而是足跟痛;同样是第一跖趾关节疼痛,男性则考虑痛风性关节炎,女性则多考虑骨关节炎。所以,我们强调思维全面、系统,需要根据患者病史特征、损害部位、炎症活动程度、疾病缓急轻重及实验室指标、影像学特征、病理学改变结合起来看问题。

除了系统、全面,还需要开放性地看问题,不能够局限,更不能够仅凭自己经验判断。例如,尿酸高 + 关节痛就是痛风性关节炎了吗？不是，还可能是关节炎合并高尿酸血症；影像学报告上报了肿块，提示可能为肿瘤的就是肿瘤了吗？不是，肿块类可以是炎性肿物、坏死、肉芽肿、纤维样变，这时需要病理活检来辅助诊断。再者，现在诊断为系统性红斑狼疮，以后就只是系统性红斑狼疮了吗？也不是，还可能继发其他免疫疾病，如类风湿关节炎、硬皮病。也就是说，我们需要全面、开放地看问题，多系统、多学科相结合看问题，要求风湿免疫科医生不仅思维活跃，而且需要思路清晰。

（四）诊断标准少，分类标准多

临床表现各异，特异指标少，需要系统、开放性诊断思维，然而疾病的诊断还是遇到了问题，那就是风湿免疫病并不像其他疾病那样有着十分明确的诊断标准。比如2009年美国风湿病学会关于类风湿关节炎的分类标准和关于系统性红斑狼疮的分类标准等，多为分类标准。这也就引起了部分患者的疑惑，明明这个医院说我系统性红斑狼疮可能性大，为什么另一个医院则考虑我是混合型结缔组织病呢？到底谁对谁错？其实没有谁错，这些都是依靠分类标准的诊断。所以要求风湿免疫科医生思维跟得上，分类标准还得分得清，以相互鉴别。

二、风湿病治疗上的困惑

风湿病为全身性的慢性疾患，种类繁多，临床表现各异，治疗方面除了药物治疗，还有物理治疗、手术治疗、移植和生物治疗等。临床上常用的是药物治疗。药物治疗中，西药主要有非甾体抗炎药（NSAIDs）、慢作用药/改善病情药物（DMARDs）、生物制剂和糖皮质激素（GC）等。非专科的医生或者是患者们常常会有疑问，风湿免疫病有几百种，但是治疗的药物好像只有那几种，到底是怎么选择用药的？为什么不同的病用的药是一样的,而同样的病用的药又不一样？还有就是,部分药物肿瘤科也在用,我是不是得了肿瘤呀？长期吃这些药,对身体有影响吗？关于治疗,困惑不少,现分述如下:

(一)种类多,选择少

风湿病,笼统来说就是免疫系统紊乱引起的疾病,但每个疾病之间的免疫机制则有不同。药物选择上,有时不同的病用的是同一种药,有时同一个病却又用不同的药了。面对这个问题,临床医生根据患者临床表现,检验检查结果,患者个人的生育需求、不良反应、预后等,综合评估后制订用药方案。系统性红斑狼疮患者若出现关节滑膜炎症表现,在免疫抑制剂方面则可以选择甲氨蝶呤(治疗 RA 的首选用药);而若出现狼疮性脑病,在抢救时首选激素、丙种球蛋白冲击,免疫抑制剂则选择环磷酰胺;稳定期有生育需求的患者,在免疫抑制剂方面则选择没有性腺损害的羟氯喹、环孢素、他克莫司等药物。说起来,药物选择看似很多,但是综合患者个人情况,在实现个体化治疗的需求下,可选择的药物并不多,甚至出现选择困难的情况。

(二)毒副作用大

风湿病治疗药物毒副作用大,一直是患者最关心的问题之一,也是临床医生权衡用药方案时需要关注的问题。在风湿免疫急危重症常需要使用激素冲击疗法,部分疾病如系统性红斑狼疮在稳定期也需要小剂量激素维持。糖皮质激素具有“双刃剑”作用,它快速起效,有很强的抗炎、抗过敏作用,同时又具有严重的不良反应,长期使用易出现感染、骨质疏松、类库欣综合征、诱发和加重溃疡、无菌性骨坏死等副作用,这些长期用药带来的依赖性等问题,导致医生和患者常常惧怕糖皮质激素,但又不得不使用它。因此,医生在用药之前,一般会评估患者病情,向患者交代用药注意事项,综合用药利弊方决定用药。再如免疫抑制剂,最初用于治疗恶性肿瘤,随后用于器官移植患者,近年来则广泛用于治疗风湿免疫病。这就是为什么有患者会问自己是不是得了肿瘤。因此,需要告知患者,用此类药不是因为他得了肿瘤,而是因为这个药也可以用于治疗肿瘤,但是治疗的用量是不同的。既然不是肿瘤,却用治疗肿瘤的药物来治疗,毒副作用岂不是很大?确实,这类药有毒副作用,但是并非如想象得那么可怕。由于免疫抑制剂的长期使用可降低机体的抗感染能力,并诱发感染,部分药物对性腺也有影响,所以在病情控制后也就是稳定期,我们会选择将药物的治疗量调为维持治疗量。在临床应用的时候,需要长期跟踪观察患者病情,及时发现问题,及时调整用药方案,减少副作用的出现。

（三）治疗周期较长,患者依从性差

风湿病为全身性、慢性疾病,几乎为终身带病,很少有治愈之说,这也就意味着治疗周期长,甚至需要终身治疗。患者需要长期用药、长期随诊,就像糖尿病、高血压、冠心病等慢性病一样,风湿病也需要慢病管理。但因为治疗周期长,患者也担心长期服药引起毒副作用,许多患者在病情达到稳定的状态下就自行停药、减药,最后导致疾病复发,病情反复,缠绵难愈。另外,大多数疾病的治疗过程中,除了激素、非甾体抗炎药,还有就是慢作用药。顾名思义,慢作用药起效往往较慢,患者可能服药半个月了一点好转都没有,加之民间特效药广告多,购买方式也简单,不少患者会去尝试这些民间特效药,吃了后感觉确实也能比较快缓解症状,殊不知,这些不明成分的特效药中都含有激素类成分,服药久了脸胖起来了,骨质疏松了,病当然也没有控制好,还错过了治疗时机,出现不良反应,既耽误病情,又影响身体。这种情况并不少见,临床医生每每看到这种情况,都感到非常可惜。再者,风湿免疫病使用药物为激素类、免疫抑制剂类等,多被列为"特殊药物",部分患者存在开药难、就诊难的情况,没有及时到相关医院复诊,而出现了药物中断的情况,等到症状出来了才想起来没有药吃了。虽然在治疗过程中,临床医生多次向患者交代,要按时、定期随诊,切忌自行减药、停药,然而还是有部分患者依从性比较差,有时自行调整用药剂量,导致病情不稳定,这也成为国内风湿病治疗效果达标率低的原因之一。

(四)服用药物种类多,患者存在过度担心和恐惧心理

除了药物起效慢、毒副作用大,还有就是服用药物种类多,许多病都有其一线用药、二线用药、针对系统损害的药物,以及减轻副作用的药物。患者每次看病下来,药单很长。就类风湿关节炎(rheumatoid arthritis,RA)来说,在病情急性期,需要用非甾体抗炎药改善症状,必要时还需要用激素及控制病情的慢作用药,而早在 2013 年,欧洲抗风湿病联盟基于大量的循证医学证据主张在 RA 疾病早期即开始联用两种传统 DMARDs,直到实现疾病的诱导缓解,此外还有护胃药、补钙药等。这样下来就五六种药物了,每个药服用时间也不相同,患者容易有心理负担,产生恐惧。作为风湿科医生,需要和患者一起管理疾病,告知患者,在疾病控制后达到稳定期时,可以逐渐减少药物使用,尽量减少患者的担忧。

三、风湿病撤减药的困惑

(一)临床症状缓解,但个别指标难以恢复正常,存在如何撤药的难题

风湿免疫病患者治疗周期长、不良反应大,那么在疾病缓解的时候就应该调整方案,逐渐减少治疗药物。那么怎么撤减

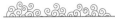

药呢？撤减药的依据是什么呢？即使有着疾病的治疗指南，但是面对情况不一的患者，如何撤减药依旧是难题。例如部分类风湿关节炎患者长期药物治疗有效，症状明显好转，病情也趋于稳定，但是类风湿因子滴度较高，长时间居高不下，这时候如何、怎样撤减免疫抑制药？可以尝试小剂量减药，密切观察患者病情，做到及时发现、及时调整。

（二）患者病情稳定后，撤药容易复发，如何维持治疗

系统性的风湿病，在病情稳定后，一般会逐渐减药，但很少能完全停药，而是以小剂量药物维持，撤药容易导致病情复发。如系统性红斑狼疮与系统性血管炎都极易造成重要器官的损害，若随意撤减药物，会导致病情反复，甚至加重。对于这类患者如何撤药，目前临床上仍缺乏统一的标准。临床医生多根据临床经验及患者机体情况撤减药物。面对这种情况，还需要做到告知患者动态复查相关指标，如出现病情反复，则尽快调整药物。

（三）如何平衡维持药物的治疗剂量与病情的稳定，对临床来说是一种挑战

临床上，病情稳定，达到缓解期或者是稳定期，医生会考虑撤减药，不仅是因为病情达到了缓解可以撤减药，也是因为长期用药物治疗，毒副作用会日趋增多，感染风险也会增大，使得临床医生不得不考虑撤减药的问题了。在稳定期，撤减药对疾病的影响并非没有，但相比非稳定期患者，可谓安全。狼疮活动期的患者，如合并感染，感染会加重病情活动，病情活动也会加重感染，这时候治疗就相对棘手，在控制病情的同时也需要控制感染。但我们知道控制病情的免疫抑制剂会诱发感染，甚至可能加重感染，这时候对临床来说就是一种挑战。正所谓患者生病不会照着指南生病，也不会照着教科书生病，疾病表现因人而异，患者情况各不相同。

四、中医药在风湿病领域的优势和价值

基于西医学对风湿的诊治现状及诸多困惑，中医药在风湿病诊治中的作用值得我们思考和挖掘。中医药在风湿病领域的优势和价值集中体现在针对病机、平衡调节、减毒增效、顾护脾胃等几个方面。

风湿病的病因复杂，症状表现分散、紊乱，但用中医理论分析，其基本病机不外乎内在脏腑功能亏虚，外受风寒湿邪侵袭，日久或化热，或伤阴，或致瘀，风、寒、湿、热、痰、瘀等邪气留着于筋脉、关节、肌肉，痹阻经络，不通则痛。外邪侵袭机体，可随体质不同而有寒热转化。素体阳气偏盛者，感受风寒湿邪，可从阳化热而成风湿热痹；素体阳虚者可从阴化寒而成风寒湿痹。邪气痹阻脉络，可影响气血津液的运行，血滞为瘀，津停为痰，而发为痰浊瘀血。痹证日久，耗伤正气，邪胜正虚，而发为虚实相兼之证。探究病机，根据其病机不同或祛风，或散寒，或除湿，或清热，或化痰，或祛瘀，或扶正，遣方用药，方可做到有的放矢。

本病基本病机为体内平衡失调，阴阳不和，针对不同阶段和发病时期虽采取不同治法，但其基本病机不变，因而平衡虚实、调节阴阳是贯穿始终的治则。

在风湿病的治疗方面，激素和免疫抑制药物的大量运用，有易于造成感染和多系统的损害等严重毒副作用，但是在激素的用量和减量的时机方面，依据经验多，客观标准少。风湿病为慢性病，服用药物种类多，起效往往较慢，治疗周期较长，患者依从性差。

中医药的辅助治疗可以达到协同增效、降低毒副作用的目的。如针对激素长期应用可能导致库欣综合征的可能，可选用生地、知母、甘草等加以拮抗。又如免疫抑制剂甲氨蝶呤易引

起骨髓抑制,可选用黄芪、何首乌、枸杞子等减轻副作用。对于环磷酰胺冲击治疗造成的卵巢功能损害,可用加味二至丸化裁治疗。

脾胃为后天之本。风湿病的患者长期服用较多的药物,副作用较大,轻者致胃肠道难以适应、消化功能低下,重者出现胃肠道器质性损害。中医药调理脾胃能够增强脾胃对药物的耐受能力,同时改善脾胃功能,增强患者体质,有利于持续服用药物治疗。

在风湿病稳定期,西药的治疗通常会遇到撤药难的问题,缺乏低毒副作用而又具有治疗作用的替代药物。不少中成药物在这个阶段就能够发挥较大的作用。中成药联合少量西药,不但能够方便西药减量与撤药,更能有效降低抗风湿药物的毒副作用。如中成药正清风痛宁联合甲氨蝶呤治疗类风湿关节炎,白芍总苷联合少量激素、羟氯喹治疗系统性红斑狼疮,痹祺胶囊联合柳氮磺吡啶治疗强直性脊柱炎。

基于上述中医药在风湿病治疗上的优势,我们总结如下:在风湿病的早期,有效发挥中医药的预防作用;在疾病的急性期,发挥其协同治疗作用;在疾病的稳定期和康复期,发挥其核心作用。

第三节　黄清春医学思想渊源

一、幼承庭训,步入医林

黄清春出生于河南驻马店的一个中医世家,爷爷和父亲都是中医,自幼便与兄弟姐妹在家中的医馆(也是当地镇医院的前身)长大。在他年少之时,父亲便开始教他诵读《汤头歌诀》《医学三字经》《药性赋》等书,即使他当时不能领会其中含义，但已可大段背诵。也许正是幼年时传统医药文化潜移默化的熏陶，渐渐开启了他的中医启蒙之路。回忆起年幼时，每当听到父亲谈论给患者诊治的故事，他都会放下手里的书本，认真地倾听，渐渐地被中医学的博大精深和父亲妙手回春的神奇效果所吸引。成长在这样的家庭背景下，幼承家训，侍奉临证，对他的影响十分巨大，特别是亲眼看到祖辈父辈平日诊务繁忙，活人无数，深刻认识到中医药能够为乡亲们解除疾苦，看到患者对父亲的感激和崇敬，心中有种说不出的幸福感和自豪感。也是在这种氛围下，播下了他立志学习中医的种子，促使他努力学习，希望有一天能够继承家族事业，能够像祖辈以及其他名医一样治病救人，为广大患者减轻痛苦。而这暗藏于心中的理想，成为他整个青年时代努力学习的动力。黄清春在填报高考志愿时毫不犹豫地选择了河南省中医最高学府——河南中医学院，当他以中学全校第一名的成绩收到录取通知书的那一刻，他知道，他将终生与中医结缘。

二、融汇中西，与时俱进

在河南中医学院完成了本硕连读课程之后，黄清春因一次偶然的机缘来到了广州。广州四季如春，气候宜人，素有花城之称，非常吸引年轻学子。此时结识的工作于原广州军区的同乡在得知黄清春的个人情况后，非常高兴，告诉他军区正需要这样的中医人才，后来采取了特招的方式，把他安排在中国人民解放军南部战区总医院（原广州军区广州总医院）。在部队里，黄清春像亲人一样对战士们嘘寒问暖，每每看到被治愈的患者，他都收获了极大的成就感，觉得自己也可以成为像祖父和父亲那样受人尊敬的好医生，真真切切体会到了医者情怀。慢慢地，黄清春爱上了部队，爱上了这里可爱的战士们,这一干,就是 25 年。黄清春从住院医师、主治医师、副主任医师、主任医师直到风湿科行政副主任。每逢假日或万家团聚之时,他总在医院值班,因为他知道,奉献是一个高尚军医的情怀,这些年他始终坚持信仰,保持一颗赤子之心、一颗为人民服务之心。到了部队以后,黄清春一直没有放弃学习,2000 年获得了广州中医药大学攻读风湿病方向博士学位的机会,2004 年进入华南理工大学博士后工作站,成为在站博士后。这 25 年的大型综合三甲西医院的工作经历,黄清春并没有因为纯中医背景的出身而受到医院的"优待",取而代之的是更为系统和严格的西医课程培训和各种技能训练。在西医院工作 25 年这样独特的经历极大地拓宽了他的知识面,也使他一直以来对于"中医与西医到底有没有融合交接之处?这个融合点究竟在哪里?"的思考,渐渐有了自己的答案。

《易经》有言"天施地生,其益无方。凡益之道,与时偕行",医易一也,他认为,要想成为一名合格的医师,必须要"与时偕行",也就是我们现在常说的"与时俱进"。学习中医,一方面要热爱中医、相信中医、根植于中医,另一方面不应该拘泥于中医,不能将中医理论神圣化、教条化。中医理论并不是完美无缺和一成不变的,既有其优势也有其不足,我们应该用辩证的思维来看待中医,既要继承也要发展。而中西融汇,并不是简单意义上的西药加中药的凑合,而是充分利用中医之长来弥补西医之不足,达到提高临床疗效的目的。黄清春教授常常告诉他的学生:"死守中医理论,拒绝西医和现代科学知识,不是捍卫中医,而是狭隘的门户之见,这样的结果不但不利于中医的发展,更是和广大患者的利益背道而驰的。"黄清春一直倡导"承不泥古,扬不离宗"的原则,希望能够充分利用现代科学的知识,提高临床疗效。

三、乘风破浪，扬帆起航

黄清春多年来不断地学习和积累知识，提高业务技能，但是他知道要想实现将中医风湿病事业发扬光大的理想，还需要更广阔的平台。2011 年，广东省中医院风湿科主任一职缺位 3 年之久，一直没有找到合适的人选，在平时的业务学习往来之中，广东省中医院的同行发现黄清春非常适合这个位置，也愿意借助这个大平台继续进行风湿病研究。经时任广东省中医院学科带头人邓兆智教授的积极推荐，黄清春参加了科主任职位的面试。在接下来的 10 年中，广东省中医院风湿学科的队伍不断壮大，由成立之初的 4 个人发展到今天的近 30 人，不仅在大学城分院和珠海分院开设了风湿病房，还在 5 个院区开设了专科门诊，并牵头成立了岭南中医抗风湿联盟。他的弟子黄闰月组建了风湿免疫研究团队、弟子储永良在珠海分院成立了风湿血液科。

四、虚心求教，博采众长

黄清春教授认为学术上诸多成绩的取得离不开名师与前辈指点。对他学术思想形成帮助最大的有三位前辈老师，一是博士生导师陈纪藩院长，二是知遇恩师邓兆智教授，还有一位就是原广州军区广州总医院的老领导沈鹰主任。

五、仁善为本，大医精诚

如果问他，何为良医？黄清春教授认为，一个良医必须兼具"医德高尚"与"医术精湛"，两者缺一不可。

"医德高尚"，社会上各行各业都讲究职业道德，尤其是医务工作者，更应该重视职业道德。医务工作是一个特殊职业，关系到人类的生命和健康，承担着生命之重。医务工作者的职责是救死扶伤,医生的医德比其他行业更具有特殊性。医学是仁人之术,医务工作者若想为良医,必须先有仁善之心,必先有救死扶伤、济世活人之志。不仅要视患者为亲人,而且要视自己为患者,设身处地,换位思考。只有这样才能忧患者所忧,急患者所急。

"医术精湛",是指除了精通本专业知识外,对他科的知识也要通晓。作为一名现代中医,不仅要熟练运用望闻问切、八纲辨证,在处方运用时全面考虑诸药的四气五味、升降浮沉、表里出入等,还要精通西医学的生理解剖、诊断预防、药理毒理。随着现代科技的发展,中医更应该去学习西医的基础理论与方法,借助各种先进仪器和检测手段,把疾病的症结搞清楚,这有利于疾病的早期发现、早期诊断,防止误诊、漏诊,从而提高医疗的质量,这才是真正为患者谋福祉!

主要参考文献

金秀娟,沈鹰.沈鹰主任治痹经验[J].浙江中医药大学学报,2007(6):745-746.

第四节 黄清春论治类风湿病与相关 疾病学术思想

一、对类风湿关节炎病因病机与治法的认识概要

中医中无类风湿关节炎病名,根据其临床表现及症状特点,归属于"痹证"范畴,后以"尪痹"作为其独立病名,指的是关节的肿痛、变形、僵化、筋缩肉卷、不能屈伸,足跛难行,患者羸弱难行的关节病。类风湿关节炎病机繁杂,缠绵难愈。《临

证指南医案·痹》指出："痹者，闭而不通之谓也，皆由气血亏虚，腠理疏豁，风寒湿三气得以乘虚外袭，留置于内，致湿痰浊血，流注凝涩而得之。"认为其成因为气血亏虚，风、寒、湿三气乘虚外袭。《类证治裁·痹证》云："诸痹……良由营卫先虚，腠理不密，风寒湿乘虚内袭，正气为邪所阻，不能宣行，因而留滞，气血凝涩，久而成痹。"《素问·长刺节论》："病在骨，骨重不可举，骨髓酸痛，寒气至，名曰骨痹。"肝藏血主筋，肾主骨生髓，痹证之病位在胫骨关节，有赖肝中精血濡养，有赖于肾中精气的温煦，肝肾不足，外受六淫之邪，发为本病。国医大师朱良春认为类风湿关节炎为风、寒、湿、热等外邪入侵，气、血、痰、瘀等内阻于经脉关节，气血凝滞，痰瘀互结致疾病迁延难愈；中医界另一风湿病大家焦树德曾言"尪痹发病关键在于风寒湿邪入侵肾伤骨，骨质受损，关节变形。三邪未侵入肾者，虽久痹不愈也会使骨质变形受损"；路志正教授则认为"类风湿关节炎晚期患者出现血滞为瘀，湿凝为痰，痰瘀胶结，导致肌肉、关节、经络痹阻，气血受阻，痰积瘀血渐生，久病入络，由筋入骨，出现关节畸形，功能障碍，则提示出现了不可逆转的类风湿关节炎骨质破坏"；陈纪藩教授提出阴阳失和、虚实互见、寒热错杂及风、寒、热、湿、痰、瘀、等多种病邪交错是风湿病的病机特点，人体处于营卫失调、气血不足、肝肾亏虚等状态下，筋骨因失养而空虚，一旦起居饮食稍有不慎，外界风、寒、湿、热之邪乘虚而入侵犯人体，最终导致风湿病发生；邓兆智教授将类风湿关节炎的中医病机特点概括为虚、寒、湿、瘀、久、变六个字，先天禀赋不足或正气亏虚，复感风寒湿之邪，气血不行，关节闭涩；或风寒湿热之邪滞留筋骨关节，久之损伤肝肾阴血，筋骨关节失养所致；结合古代及现代著名中医医家对痹证中医病因病机的认识，黄清春教授提出：

1. 风寒湿热邪均为类风湿关节炎发病的外因，正气不足，肾气亏虚为类风湿关节炎发病的内因

正虚为本，风寒湿热痰瘀趁机入侵，瘀血阻络，人体经脉、关节不通则痛，日久发为痹证；一项关于肾虚与类风湿关节炎患者的相关研究发现，肾虚与非肾虚型类风湿关节炎患者相比，肾虚型类风湿关节炎患者血沉水平显著升高。有研究发现下丘脑 - 垂体 - 肾上腺轴（the hypothalamic-pituitary-adrenal axis，HPA）与免疫系统相关。肾虚证患者存在不同程度的 HPA 功能下降，补肾温阳能够有效改善 HPA 功能，对调节机体免疫功能的平衡具有重要意义。

2. 血瘀贯穿类风湿关节炎的整个病程，且血瘀日久可加重类风湿关节的骨破坏

类风湿关节炎病程缠绵，常表现为多虚多瘀，肾虚致精亏，精为气之母，精亏导致气虚，气虚不能推动血液运行，故致血瘀，瘀血停滞于经络、关节，不通则痛，阻滞津液运行，聚而成痰，导致关节屈伸不利、皮下结节的产生；基于类风湿关节炎血瘀核心病机及多年的"活血化瘀法"治疗类风湿关节炎的实验研究，2014 年黄清春教授及其带领的广东省中医院风湿免疫团队提出并证实血瘀为类风湿关节炎的核心且贯穿整个病程的病机；这与西医学认为类风湿关节炎患者存在血液流变学异常有相似之处，血瘀可导致静脉瘀滞，引起骨内动脉再灌注减少，加重了类风湿关节炎关节周围的微循环障碍，从而引起关节周围血管供氧不足，缺氧致酸性代谢产物增加，损害了关节滑膜及骨组织，同时由于血瘀阻碍血中精微物质运行，对骨关节的营养输送受阻，供给不足，则髓失所养，骨髓化生无源，骨枯髓空，最终导致继发性骨质疏松的发生，加重骨破坏。同时由于类风湿关节炎患者体内骨免疫机制失常，大量免疫复合物、炎症因子通过激活内皮细胞，引起凝血及纤溶系统的亢进,导致 D- 二聚体水平升高,微血栓形成,进一步加重血瘀。

3. 类风湿关节炎早期以邪重为主,随着病情发展,晚期以正气亏虚为主

类风湿关节炎病程长,病因病机复杂,早期主要表现为寒、湿、热、贼风、瘀血相互交结,阻滞筋骨关节,出现关节肿胀疼痛僵硬,病程迁延,反复发作,中晚期则出现正气亏虚,脾气亏虚运化失司出现食欲下降、体重减轻、贫血貌,甚则肌肉萎缩失用;肾气亏虚、肾精亏虚,筋骨关节失养出现四肢关节畸形、骨质疏松等。

基于以上对类风湿关节炎中医病因病机的认识,黄清春教授提出以下治疗原则:

(1)祛寒、湿、热、贼风等外邪的同时,加用补肾壮骨、活血通络药。

黄清春教授在 20 多年应用"活血通络"法治疗类风湿关节炎的临床中发现,复方丹参注射液具有明显缓解患者关节肿胀、疼痛及功能障碍的作用,并制定出了化瘀通痹方的治疗方案;2015 年一项关于化瘀通痹方联合甲氨蝶呤(MTX)治疗难治性类风湿关节炎的临床观察表明:治疗 24 周后,化瘀通痹方联合 MTX 治疗难治性类风湿关节炎疗效与来氟米特(LEF)联合 MTX 疗效相当,且中西医结合方案疗效更稳定、不良反应更少。随后黄清春教授结合正虚为本、血瘀贯穿类风湿关节炎整个病程的病机,对化瘀通痹方进行了优化,推出"化瘀强肾通痹方"中药复方,并开展了临床研究。

(2)顾护脾胃,保障后天之本。

类风湿关节炎病情迁延,反复发作,西医药治疗在不同程度上对脾胃造成一定的负担,损害脾胃运化功能,易造成消化道的不良反应,对患者身心造成另一种负担,进而导致患者依从性差,治疗效果不理想,因此黄清春教授强调在治疗类风湿关节炎期间应顾护脾胃,保障后天之本。如胃胀反酸嗳气者可加木香、砂仁、山药、陈皮、茯苓、乌贼骨以健脾理气、制酸止痛;纳差者可加鸡内金、焦山楂、焦麦芽、焦神曲、山药等健脾消食;胃气上逆致恶心欲呕者加陈皮、半夏、生姜、竹茹和胃止呕;脾虚湿盛者加泽兰、佩兰、薏苡仁、砂仁、山药、茯苓等健脾祛湿。

二、分期论治类风湿关节炎

类风湿关节炎是一种临床多见且多发的自身免疫性疾病,可侵犯四肢多关节及关节外的内脏系统,其病理改变为滑膜细胞增生、大量炎性细胞浸润、微血管新生、血管翳形成及骨和软骨组织的破坏,本病早期主要表现为四肢多关节的红肿热痛及僵硬,中晚期可致关节强直、畸形及身体活动功能障碍。中医学中无类风湿关节炎病名,总结历代医家对该疾病发病特点及病情特征的描述,本病当归属于中医学"痹证"范畴。类风湿关节炎病程较长,病情复杂,中医药治疗常常能取得较好疗效。黄清春教授总结前人经验,并结合自身多年临证体会及岭南类风湿关节炎患者的临床特点,认为类风湿关节炎的发病早期多以外邪侵袭为主,中期以湿邪侵犯筋骨关节为主,晚期以肝肾亏虚、瘀血阻络为主,主张类风湿关节炎的治疗应中西医结合、内外兼施、分期论治,因而黄清春教授治疗类风湿关节炎时早期多以疏风散寒祛湿为主,中期以祛湿通络为主,晚期以补益肝肾、活血祛瘀为主,其中活血化瘀贯穿类风湿关节炎治疗的始终。

(一)岭南类风湿关节炎患者发病特点

岭南夹在山海之间,"襟山带海"。地貌类型多样复杂,交错纵横,北有五岭,南面环海,大小河流众多,三圈围地,一处绕海,形成了一种半封闭的状态。外环境下,岭南位于东亚季风气候区的南岸,热带与亚热带季风相互交织于此,因而气候常年以高温多雨为主,夏长冬短,一雨成秋,入春则湿冷缠绵,终岁霜雪少见,日照辐射相对较长。因为天气炎热,外加雨量充沛,春夏季节热与湿交合,秋冬季节寒湿包裹,雨量充沛,终年湿润。限于地貌封闭,则湿邪氤氲缠绵,难分难解,又炎热蒸腾,酸腐败坏,好比蒸笼抽屉或是暖温水瓶,湿气腾腾,弥漫三焦。所以岭南地区要论六淫,当以"湿邪为首"。阳存于外而阴积于内,阳浮而阴闭,故人得病多内寒而外热,下寒而上热。因而岭南地区类风湿关节炎发病总病机为:上焦多浮热、中焦虚而蕴湿、下焦多寒湿。阳热盛而水土薄弱,加之岭南地区人民嗜食酸胕,若稍不加心留意、防微杜渐,风邪上犯,加之困于雾露之湿,风湿相搏,致使其民多患挛痹一病。正如《岭南卫生方》所谓"岭南既号炎方,而又濒海,地卑而土薄。炎方土薄,故阳懊之气常泄;濒海地卑,故阴湿之气常盛"。

(二)西医学中类风湿关节炎的分期

目前多数学者对类风湿关节炎的分期都是根据 X 线的检查结果。1988 年中国中西医结合学会风湿类疾病专业委员会学术会议主要根据类风湿关节炎的 X 线片表现将类风湿关节炎临床过程分为 3 期,即:①早期:绝大多数受累关节有肿胀及活动受限,但 X 线片仅显示软组织肿胀和骨质疏松;②中期:部分受累关节功能活动明显受限,X 线片显示关节间隙变窄或不同程度骨侵袭;③晚期:多数受累关节出现畸形,或纤维强直,活动困难,X 线片显示关节严重破坏、脱位或融合。

(三)类风湿关节炎分期辨证论治

在类风湿关节炎疾病发展的不同阶段,其主要病理因素及关节肿胀疼痛、骨侵蚀、骨质破坏等程度不同,因而在总的治疗原则基础上,早、中、晚期类风湿关节炎治疗方法亦有偏重。

1. 早期——疏风散寒除湿

根据国际有关类风湿关节炎的 EMEPR 六小组判定的"早期类风湿关节炎诊断标准",早期类风湿关节炎指:①≥ 3 个关节肿胀;②跖指/掌指关节受累;③晨僵 ≥ 3 分钟,结合实验室检查:RF 高滴度、抗环瓜氨酸肽(CCP)抗体升高,血沉加快或 C 反应蛋白升高。此期患者临床多表现为对称性、持续性四肢关节或肌肉疼痛、肿胀、重着,晨僵时间常长达 1 小时以上,局部皮色红或不红,触之或热或冷,口干口苦或口不渴,舌红苔腻,脉滑数或弦紧。此期多以外邪侵袭致病,病理因素以风、寒、湿邪为主。如《素问·痹论》云:"所谓痹者,各以其时重感于风寒湿之气也。"风为阳邪,其性主动,善行而数变;寒为阴邪,其性凝滞,主收引;湿为阴邪,其性重着凝滞,阻滞气机,易留着于筋骨关节,风寒湿邪合而侵袭人体,留着于筋骨关节,使经络痹阻不通,而生肿痛,导致痹证发生。

在类风湿关节炎治疗中,其关键在于早期诊断、早期治疗。早期类风湿关节炎患者仅有软组织肿胀,尚无骨侵袭、破坏、关节畸形等,药物治疗效果较好。中医中药具有抗炎、止痛、活血、改善血运、补益肝肾、调理气血阴阳等多方面的功效,且毒副作用小,但对于一些顽固性类风湿关节炎效力略显不足。西医治疗类风湿关节炎的非甾体抗炎药、免疫抑制剂、糖皮质激素、生物制剂、转移因子、胸腺素等药物对早期类风湿关节炎具有明显的治疗作用,但长期服用毒副作用甚大。黄清春教授综合分析中西医治疗的优劣势,主张在类风湿关节炎早期治疗中应中西医结合,以药物治疗为主,取长补短,达到缓解症状、控制病情进展、阻止不可逆的骨破坏、尽可能保护关节和肌肉功能、降低关节畸形率的目的。在西医标准化药物治疗的基础上，中医辨证用药，一方面能缓解患者临床症状，另一方面能适量降低非甾体抗炎药、糖皮质激素等药物用量，减轻其副作用。

RA早期病位浅、病程短，症状表现急且重，正邪相搏，治疗当以祛邪为主。根据症状的特点不同，分别施以祛邪为主的方案，如行痹以祛风为主，着痹以除湿为主，痛痹以散寒为主，热痹以清热为主，辅以调补气血、柔筋疏肝活络之剂。祛风药应参以养血之剂，盖因"治风先治血，血行风自灭"，可选用黄芪桂枝五物汤加祛风之羌活、防风等；祛湿药的使用，宜以淡渗利湿为主，如茯苓、薏苡仁、泽泻、萆薢等，慎用辛燥之品，因辛燥走窜之品易燥伤筋脉，以致湿虽去而津亦伤，不利于关节功能的恢复；痛痹起于寒者多因素体阳气不足，感受风寒湿之邪所致，故散寒应佐宜温阳之品，方用乌头汤或麻黄附子细辛汤，配以补骨脂、巴戟天、狗脊等；热痹应宣痹清热，方用白虎加桂枝汤、白虎加苍术汤，但热盛则津伤，且久痹热证常兼有阴虚之表现，应注意护阴，在选用黄柏、络石藤、秦艽等清热通痹基础上常加养阴之生地黄、白芍、玄参等，使清热不伤阴，滋养可退热，相得益彰。至于寒热错杂者，又当温清并用，寒初化热，应温中有清，首选桂枝芍药知母汤加减。

2. 中期——祛湿通络

早期类风湿关节炎失治误治使病情进一步发展，出现周身关节反复肿痛，痛有定处，晨僵持续时间在1小时以上，关节肿胀、畸形、压痛，并有关节活动受限，X线片显示关节变形，关节间隙变窄，关节面破坏典型并增生，提示类风湿关节炎进入中期阶段。此时关节面已破坏，骨皮质受损，关节间隙变窄但仍存在，关节畸形不甚明显，全身各关节活动度尚可。《类证治裁·痹证》云"诸痹……良由营卫先虚,腠理不密,风寒湿乘虚内袭,正气为邪所阻,不能宣行,因而留滞,气血凝涩,久而成痹"。痹证日久,损伤体内正气及脏腑功能,使正气虚弱,卫外不固,湿邪侵袭,流注经络关节,而发为关节肿胀疼痛。岭南湿热之地,多雨多湿,又岭南之人嗜食肥甘厚腻及生冷之品,久则伤及脾胃,脾胃受损,脾气亏虚则水湿不化,聚水成湿,湿久成痰,痰湿交错,痹阻经络,而致痹证多发。

在中期类风湿关节炎湿邪致痹为主要病因的基础上,此时关节面、滑膜已遭破坏,单纯药物治疗难以取得理想的效果,黄清春教授主张中期类风湿关节炎治疗应强调内治与外治相结合,西医内服药物以非甾体抗炎药、免疫抑制剂等为主,中医内治以祛湿通络为主法,兼以补脾,临床辨证选用方药。在中西医内治法的基础上,合理应用外治疗法,包括微创扩张松解术、电子针镜术、针灸法、推拿法、中药敷贴法、中药熏蒸熏洗法、药浴疗法、穴位注射法、穴位埋线法、蜂蜇疗法等,辨证选用,亦可取得较好的临床效果。

3. 晚期——活血化瘀

早、中期类风湿关节炎没有得到较好的控制,则病情可进一步发展,进入疾病晚期。类风湿关节炎晚期骨与关节遭到广泛破坏,出现关节畸形、融合或脱位,临床表现为关节疼痛、肿胀、沉重,病程长、疼痛剧烈,有骨质损伤、关节变形、僵直蜷挛、屈伸不能,甚至丧失行为能力的情况出现。《医级·杂病》中有云:"痹非三气,患在痰瘀。"《类证治裁·痹证》云:"必有湿痰败血瘀滞经络。"均说明了痰瘀在痹证发病中的重要作用。类风湿关节炎病变日久,邪气久羁,肝、脾、肾三脏亏损,气血俱虚,脏腑失于濡养而功能失调,易生痰浊,痰浊久而化瘀,痰瘀互结,痹阻经络,导致关节肿痛、变形,肌肉瘦削,不能屈伸。

黄清春教授认为晚期类风湿关节炎的治疗以改善生活质量、控制病情发展为最关键的一环。类风湿关节炎发展至此，单纯内科治疗疗效欠佳，黄清春教授主张晚期类风湿关节炎的治疗应内科、外科并用。应用人工关节置换术、关节切除成形术、关节融合术、软组织手术、截骨术等外科手术治疗以恢复或重建关节功能。内科治疗中，西医采用非甾体抗炎药、阻断病情的抗风湿药（DMARDs）、糖皮质激素、生物制剂等治疗；中医认为此期类风湿关节炎主要病机为肝肾亏虚、痰瘀痹阻，治以补益肝肾，活血化瘀为主法，可采用独活寄生汤、化瘀强肾通痹方随证加减治疗。

4. 祛瘀通络贯穿于治疗始终

痹证病程迁延不愈，反复发作，久病伤及气血，使机体气血亏虚，日久邪气入络而成瘀血，瘀血与痰湿胶结不化，痰瘀互结、痹阻经络而成痹。痰浊与瘀血既是 RA 的病因，也是其病理产物，贯穿于疾病始终。故祛瘀通络的治疗原则应贯穿于本病治疗的全过程。但在类风湿关节炎的不同阶段，瘀的程度有所区别，且兼夹其他不同病邪，因而活血化瘀药物的选用也有所不同。RA 早期关节红肿热痛，瘀与热结，宜选用兼有清热、凉血、解毒作用的化瘀药，如赤芍、丹参、牡丹皮、络石藤等；随着病情发展，进展到中期，致正气亏虚，正虚邪恋，宜选用具有养血扶正作用的化瘀药物，如当归、川芎、鸡血藤等；本病发展到后期时，外邪侵袭日久，损伤肢体经络关节，致关节畸形、功能障碍，此时寻常草木之药已难以奏效，故必采用具有搜剔钻骨、通络止痛作用的化瘀药物，方可搜剔深入经隧骨髓之瘀血，可选蜈蚣、全蝎、露蜂房、穿山甲、水蛭、乌梢蛇等虫类药。但需注意，虫类药功用也同中有异，活血行瘀用炮山甲、土鳖虫，而穿山甲"走窜之性无微不至"，尤善疗痹；搜风剔络用全蝎、蜈蚣，而蜈蚣对僵挛肿痛又胜一筹；祛风除湿用乌梢蛇、白花蛇，乌梢蛇效虽略逊，而性平无毒；地龙清络热，露蜂房祛风毒，均各有所长，应予辨证选用。虫类药物多有毒，多服久服，易破气耗血，故临证选用宜 1~2 味，不宜繁杂、过量。如能应用得当，对缓解疼痛、改善活动确有裨益。现代药理研究也证实活血化瘀药物可改善血液循环，降低血液黏稠度，增加氧供，消除水肿渗出，同时还可促进胶原分解并抑制其合成。

5. 顾护脾胃是完成治疗的保障

RA 是慢性疾病，治疗周期较长，且应用的很多药物都会损伤脾胃，或导致治疗中断、半途而废，或引起胃肠道不良反应，因此顾护脾胃是完成整个治疗过程的保障。诸如非甾体抗炎药、激素类药物在类风湿关节炎的治疗中十分重要，同时也是常见的引起胃肠道不良反应的原因，易伤脾胃之气，故最好在饭后服用，用量不宜过大；许多祛风除湿的中药，如藤类药、虫类药等也会损伤脾胃。脾胃为后天之本，在治疗 RA 的同时需要顾护脾胃，如胃痛胃胀者可加用木香、砂仁、乌贼骨以健脾行气、制酸止痛；纳差者可用鸡内金、焦三仙和中消食；恶心呕吐者可加陈皮、法半夏、竹茹、生姜和胃止呕；脾虚湿盛、胃强脾弱者，可用白术、茯苓、薏苡仁、山药健脾祛湿。只有脾胃固护，才能够使患者长期坚持服药，较好地完成整个治疗过程。

6. 总结

类风湿关节炎是一种难治性重大免疫性疾病，严重危害人类健康。类风湿关节炎的病情复杂多变，单纯运用一种方法很难取得较好疗效，黄清春教授经过多年临床经验的积累，在抓住早期治愈、控制中期发展、改善晚期症状、矫治障碍关节原则的指导下，中西医结合、内外治结合、内外科结合、分期辨证论治，临床取得了较好疗效，极大改善了患者的生存质量。

【病案举例】

病案 1

陈某，女，49 岁。主诉：四肢关节反复肿痛伴晨僵 13 年余。2003 年，患者因"双手掌指关节、双腕关节肿痛伴晨僵"于外院就诊，经查诊为"类风湿关节炎"，既往曾采用慢作用抗风湿药联合治疗方案［甲氨蝶呤片、来氟米特片、注射用重组人 II 型肿瘤坏死因子受体 - 抗体融合蛋白（益赛普）等］、配合塞来昔布、双氯芬酸（扶他林）等消炎止痛药物治疗，症状严重时曾联合糖皮质激素类药物治疗，曾多次因不能承受药物的不良反应而更换治疗方案。症状时有缓解，但至阴雨天、季节转换及感冒时病情反复。联合药物治疗期间出现的不良反应（多表现为胃脘部疼痛、恶心、呕吐、消瘦、口腔溃疡、头晕）让患者无法坚持用药，双手腕关节、双手近端关节逐渐出现活动受限、畸形。关节的疼痛不适、生活质量下降及对致残的担忧给陈女士造成了严重的精神负担，终日寝食难眠。陈女士经过多方打听，抱着试一试的心态，于 2016 年 11 月 1 日来黄清春教授门诊就诊，临床证见：精神疲倦，面色萎黄，形体消瘦，压痛关节 18 处（左肘关节、双腕关节、双手第 1~4 掌指关节、右手第 2~4 近端关节、左手第 2~3 近端关节、双膝关节），肿胀关节 10 处（双腕关节、左手第 1~2 掌指关节、左手第 2~3 掌指关节、双手第 2 近端关节、双膝关节），双腕双膝关节活动受限、双手第 2~3 近端关节天鹅颈样改变，晨僵超过半天时间，怕风怕冷，四肢不温，偶有头晕，无头痛，无天旋地转感，腰膝酸软，口干喜热饮，少许口苦，胃脘部隐痛，易饥进食后出现饱胀感，夜间关节疼痛加剧，入睡困难，大便稀溏，阴雨天容易出现腹泻，小便可，舌淡暗苔白微腻，舌边有齿痕，脉细涩。西医化验结果提示：白细胞计数 7.71×10^9/L、血红蛋白 113g/L、血小板计数 346×10^9/L、

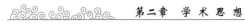

抗 CCP 抗体 161.7RU/ml，类风湿因子 458IU/ml，超敏 C 反应蛋白 54.7mg/L，血沉（ESR）87mm/h，完善胸部正位片提示心肺未见异常，双手数字 X 射线摄影（DR）片改良后 Sharp 评分为 96 分，休息痛视觉模拟评分法（VAS）结果为 90mm，疾病活动度评分 DAS28-CRP 为 10.11，健康评估问卷（HAQ）评分为 1.75 分。

黄清春教授结合其症状体征，西医诊断为：类风湿关节炎（高疾病活动度），西医治疗用药为甲氨蝶呤注射剂（12.5mg，每周 1 次，皮下注射）+ 依托考昔片（60mg，每日 1 次，口服）+ 奥美拉唑肠溶片（20mg，每日 2 次，口服）+ 叶酸片（5mg，每日 2 次，口服）。中医诊断：尪痹（肾虚血瘀证），中药汤剂予化瘀强肾通痹方（丹参 20g，穿山龙 30g，黄芪 30g，白芍 20g，天山雪莲 3g，杜仲 20g，骨碎补 20g，川续断 15g，熟地黄 15g，甘草 10g 等）14 剂，每日 1 剂，水煎，早晚分服。患者用药 2 周后复诊，疲倦较前好转，关节疼痛、晨僵、怕风怕冷、腰膝酸软症状减轻，头晕、胃脘部隐痛缓解，进食较前增加，进食后饱胀感减轻，睡眠好转，大便成形，日一解，舌淡暗苔白，舌边有齿痕，脉细涩。继续维持现中西医结合治疗方案，嘱隔月就诊。患者服药 3 个月后面色转红润，体重较前增长，关节疼痛缓解，压痛关节数减少至 5 个，肿胀关节数减少至 2 个，晨僵时间从首诊的半天改善为约 20 分钟，休息痛 VAS 评分 30mm，无明显胃肠道不适，纳眠可，二便调，舌淡红苔薄白，脉沉细。炎症指标较前明显下降，超敏 C 反应蛋白 13.1mg/L，血沉（ESR）40mm/h，复查血常规、肝肾功能未见异常，疾病活动度评分 DAS28-CRP 降至 3.73 分，HAQ 评分降至 0.75 分。经评估，予以调整西医用药：甲氨蝶呤减量为每周 10mg（口服），联合依托考昔片和化瘀强肾通痹方继续治疗。治疗 6 个月后复诊，临床证见：精神可，关节休息痛 VAS 评分 20mm，右手第 2~3 近端关节压痛，左手第 2 掌指关节肿胀,晨僵基本消失,纳眠可,二便调,舌淡红苔薄白,脉弦。体重较首诊增加 6kg,双腕关节活动度增加,能独立完成日常生活工作,HAQ 评分为 0 分,疾病活动度评分 DAS28-CRP 降至 2.89 分,复查超敏 C 反应蛋白 13mg/L,血沉(ESR)33mm/h,类风湿因子 40IU/ml。后期继续予甲氨蝶呤联合化瘀强肾通痹方治疗,随访半年病情平稳未见复发。

病案分析:患者病程超过 10 年,未实现持续稳定临床缓解状态,反复发作,导致关节畸形、融合,长期的炎症侵蚀与关节损伤造成关节严重功能障碍,属于晚期难治性类风湿关节炎。国医大师朱良春先生把难治性类风湿称之为"尪痹"。患者病程较长,日久致体弱、腠理空虚,复感于邪,内舍于肾,导致肾精亏虚。肾虚既是发病的主要原因,也是病情进展导致的病理结局。与此同时,肾虚致精亏,精为气之母,精亏导致气虚,气虚不能推动血液运行,故致血瘀,瘀血停滞于经络、关节,不通则痛,阻滞津液运行,聚而成痰,导致关节屈伸不利,血瘀阻滞经脉,髓失所养,骨髓化生无源,骨枯髓空,最终导致继发性骨质疏松的发生,加重骨破坏。综合四诊情况,明确患者中医辨证为"肾虚血瘀",肾气亏虚是类风湿关节炎发病的根本内部原因,瘀血为贯穿类风湿关节炎疾病始终的病机,与此同时,患者长期采用抗风湿药、消炎止痛药及激素治疗,损伤脾胃,导致中焦脾土运化功能失常,引起进食后胃脘部胀满感;胃纳不足,津液来源匮乏,清窍失养导致头晕;病程日久导致消瘦。

综合患者总体情况,黄教授采用中西医结合的治疗思路,以求尽快控制病情,缓解症状,恢复关节功能。中医辨证施治,治病求本,从病因病机上把握病情,控制病情,从整体上调节虚实。西医通过调节免疫、抗炎止痛,针对不同靶点进行治疗,针对性强,起效快。患者经过长期的治疗,药物不良反应致使脾胃功能损伤，曾多次导致治疗中断、半途而废，因此黄教授深知顾护脾胃、减少胃肠道不良反应是完成整个治疗过程的保障。综合患者情况，黄教授西医治疗方面采用类风湿关节炎治疗经典药物甲氨蝶呤，并采用皮下注射以求减轻对胃肠道的刺激；非甾体抗炎药用量适中，配合护胃药并嘱咐患者饭后服用。中医辨证治疗方面，以补肾健脾、活血通络为主要治法，采用我科经验方剂化瘀强肾通痹方治疗，化瘀强肾通痹方以丹参和穿山龙为君，靶向类风湿关节炎的核心病机，活血化瘀，畅通全身之脉络，以利气血之流通、风湿毒邪之排出。以黄芪为臣，正气虚、肝脾肾功能不足是类风湿关节炎致病之根本，故用黄芪扶正补气，与白芍、丹参同用亦可健脾益气、柔肝活血，与穿山龙同用则强化扶正之效。杜仲、骨碎补、川续断同为臣药，类风湿关节炎由于肝肾不足导致经脉与筋骨失养，三药皆入肝肾经，均可补肝肾、强筋骨，与君药和黄芪合用可达事半功倍之效。白芍与天山雪莲同为佐药，白芍佐黄芪，养血柔肝、制大剂量黄芪之燥，天山雪莲与君药同用，可助祛除风湿毒邪、止痛，白芍与天山雪莲相为佐用，一柔一刚，一阴一阳，以助全方性味之平和。熟地黄与炙甘草共为使药，熟地黄为白芍使，养血柔肝、制方中温燥药物之毒性，熟地黄为川续断使，可加强补益肝肾之效。炙甘草为黄芪使可以调和肝脾、缓急止痛，与熟地黄同用可防其长期应用之碍胃，为全方使则调和诸药。诸药合用，共奏补肾壮骨、活血通络之效。

病案 2

罗某，女，57 岁。主诉：双腕关节肿痛伴晨僵 2 周。2017 年 5 月初，患者因出现双腕关节疼痛自行购买膏药外敷，症状未见缓解，双腕关节逐渐出现肿胀，伴晨僵，后累及右手第 2 掌指关节，触碰冷水后关节刺痛感明显，于 2017 年 5 月 23 日来黄清春教授门诊就诊，临床证见：精神稍疲倦，面色晦暗，形体正常，压痛关节 3 处（双腕关节、右手第 2 掌指关节），肿胀关节 3 处（双腕关节、右手第 2 掌指关节），双腕活动稍受限，关节刺痛感明显，晨僵 3 小时，怕风怕冷，四肢欠温，腰膝酸软，大便溏，日解 1~2 次，小便清长，夜尿每夜 2~3 次，舌淡暗苔薄白，舌底脉络迂曲，脉沉细。西医化验结果提示：血常规、肝肾功能未见异常，抗 CCP 抗体 153.6RU/ml，类风湿因子 170IU/ml，超敏 C 反应蛋白 15.8mg/L，血沉（ESR）81mm/h。胸部正位片提示：心肺未见异常。双手 DR 片改良后 Sharp 评分总分为 36 分，休息痛 VAS 评分为 30mm，疾病活动度评分 DAS28-CRP 为 3.66，HAQ 评分为 0.75 分。

黄清春教授结合其症状体征，西医诊断为：类风湿关节炎（中疾病活动度），西医治疗用药为甲氨蝶呤片（10mg，每周 1 次，口服）+ 塞来昔布胶囊（60mg，每日 1 次，口服）+ 叶酸片（5mg，每日 2 次，口服）。中医诊断：痹证（肾虚血瘀证），中药汤剂予化瘀强肾通痹方（丹参 20g，穿山龙 30g，黄芪 30g，白芍 20g，天山雪莲 3g，杜仲 20g，骨碎补 20g，川续断 15g，熟地黄 15g，甘草 10g）14 剂，每日 1 剂，水煎，早晚分服。经用药 2 周后复诊，患者关节疼痛较前好转，晨僵、怕风怕冷症状减轻，大便成形，日一解，夜尿次数减至每夜 1 次，舌淡暗苔薄白，舌底脉络迂曲，脉沉细。复查血常规、肝肾功能未见异常，继续维持目前中西医结合方案治疗，嘱隔月就诊。患者服药 3 个月后复诊，关节疼痛缓解，休息痛 VAS 评分为 10mm，遗留双腕关节压痛，关节肿胀基本缓解，晨起关节稍许僵硬感，活动数分钟后可缓解，无明显胃肠道不适，纳眠可，二便调，舌淡红苔薄白，脉沉。炎症指标降至正常水平，超敏 C 反应蛋白 0.4mg/L，血沉（ESR）20mm/h，复查血常规、肝肾功能未见异常，经评估基本

达到临床缓解水平,疾病活动度评分 DAS28-CRP 为 1.78 分,
HAQ 评分为 0 分。随后甲氨蝶呤片减量至每周 10mg,塞来昔
布胶囊调整为隔日服用,联合化瘀强肾通痹方继续治疗。随访
半年持续维持临床缓解,未见复发。

　　病案分析:患者为老年绝经期女性,新发类风湿疾病,明
代秦景明曰:"痹者,内因肝血不足,外被寒湿所中,盖肝主筋,
通一身之血脉也。"肝血亏虚是类风湿关节炎发生的内因之一。
肝主血,足受血则能步,掌受血则能握,指受血则能摄。肝血不
足,筋脉失于柔养,不荣则痛。故出现肢体关节尤其是掌指小
关节疼痛、僵硬、屈伸不利等,以晨起为重。肝肾同源,精血互
化,血的化生有赖于肾中精气的气化,肾中精气充盛有赖于血
液的滋养。肝主筋,肾主骨,肝血亏虚累及肾精,肾精亏虚则不
能充髓养骨,故导致关节畸形,双手 X 线片表现为关节附近骨
质疏松,甚则骨质破坏、畸形。与此同时,肾虚致精亏,精为气
之母,精亏导致气虚,气虚不能推动血液运行,故致血瘀;湿浊
阻滞经脉,导致瘀血内阻,既可影响津液输布,结而为痰,又可
痹阻气血而生瘀,瘀血痰湿停滞于经络、关节,不通则痛,阻滞
津液运行,聚而成痰,导致关节屈伸不利。痰瘀互结、痹阻经络
既为类风湿关节炎的病因,也是其病理产物,贯穿于疾病始终。
故黄教授认为补益肝肾、祛瘀通络的治疗原则应贯穿于本病治
疗的全过程。

　　因此,综合评估患者疾病情况,为新发类风湿关节炎,西医
治疗方面依据美国风湿病学会及欧洲抗风湿病联盟关于类风湿
关节炎治疗管理推荐意见,采用甲氨蝶呤口服治疗,联合非甾
体抗炎药缓解关节炎症,尽快改善关节症状。中医结合四诊情
况,以补益肝肾、祛瘀通络为治法,即"祛邪先扶正,正盛则邪
自除也",予化瘀强肾通痹方治疗,精血充足,气机调畅,筋骨得
养,则可达到延缓或阻止关节畸形的目的。

三、兼收并蓄诸家长——化瘀强肾通痹方介绍

化瘀强肾通痹方是黄清春教授及弟子黄闰月等基于类风湿关节炎肾虚血瘀的基本病机，根据多年的临床观察数据与基础科研成果，结合刘良教授中医经典方、国医大师朱良春治疗学术思想及名老中医焦树德的"肾四味"、邓兆智教授多年临床用药经验提炼而来。本方经反复临床检验，是治疗类风湿关节炎的有效方剂。全方以丹参和穿山龙为君，针对类风湿关节炎核心病机，活血化瘀，畅通全身之脉络，以利气血之流通、风湿毒邪之排出。以黄芪为臣，正气虚，肝、脾、肾功能不足是类风湿关节炎致病之根本，故用黄芪扶正补气，与白芍、丹参同用亦可健脾益气、柔肝活血，与穿山龙同用则强化扶正之效。杜仲、骨碎补、川续断同为臣药，类风湿关节炎由于肝肾不足导致经脉与筋骨失养，三药皆入肝肾经，均可补肝肾、强筋骨，与君药和黄芪合用可达事半功倍之效。白芍与天山雪莲同为佐药，白芍佐黄芪养血柔肝，制大剂量黄芪之燥，天山雪莲与君药同用，可助祛除风湿毒邪、止痛，白芍与天山雪莲相为佐用，一柔一刚，一阴一阳，以助全方性味之平和。熟地黄与炙甘草共为使药，熟地黄为白芍使，养血柔肝、制方中温燥药物之毒性，熟地黄为川续断使，可加强补益肝肾之效。炙甘草为黄芪使可以调和肝脾、缓急止痛，与熟地黄同用可防其长期应用之碍胃，为全方使则调和诸药。诸药合用，共奏补肾壮骨、活血通络之效。现代药理学研究表明，化瘀强肾通痹方中诸药可从抗炎、改善微循环、调节免疫、调节骨代谢等多方面治疗类风湿关节炎。

主要参考文献

[1] 曾升海，田惠民. 朱良春教授治疗痹病的用药经验介绍 [J]. 陕西中医，2001（7）：409-410.

[2] 沈自尹. 从肾本质研究到证本质研究的思考与实践——中西医结合研究推动了更高层次的中医与西医互补 [J]. 上海中医药杂志, 2000(4): 4-7.

[3] 李文杰. 基于病因、证候分型及血栓素合酶探讨 RA 血瘀病机 [D]. 广州中医药大学, 2014.

[4] 王辰, 王建安, 黄从新, 等. 内科学 [M]. 3 版. 北京: 人民卫生出版社, 2015.

附: 化瘀通痹方中各药物现代药理学研究

丹　参

(一)本草记载

丹参是具有悠久历史的一种中药材, 最早的关于丹参的记载是在汉代的《神农本草经》, 丹参被列为上品药材之一。接下来的《本草纲目》《日华子本草》《本草正义》等各种著名的药物典籍中均有关于丹参的记载及介绍。丹参味微辛、苦, 归心、肝经, 具有养心安神、凉血祛瘀、调经止痛等功效, 主治瘀血头、胸疼痛, 温病心烦, 月经不调, 跌打肿痛, 骨节疼痛等。丹参在我国大部分地区均有分布, 近年调研显示, 野丹参主要源自河北, 在我国其他地区较少见。四川丹参在业内被普遍认为是道地药材。

(二)在痹证中的应用

历代医家对痹证的治疗上提倡在辨证施治同时配合活血化瘀治法。李中梓在《医宗必读》提出"治风先治血, 血行风自灭"的治痹原则; 叶天士认为痹证日久邪气入络, 强调活血化瘀的治疗原则, 采用当归、红花、丹参与搜风通络药相配伍; 张锡纯在《医学衷中参西录》中提出瘀血所致的腿痹疼痛可使用组成中包含丹参的活络效灵丹; 王清任在《医林改错》中记载"痹重瘀血,身痛逐瘀汤乃治痹之要方",后世医家在治痹中谨遵该原则,瘀血痹在身痛逐瘀汤中加入养血活血之丹参、当归、赤芍;国医大师路志正在治疗痹证中,提倡标本兼治、扶正固本,结合痹证所患部位不同及中药性味不同配伍使用,如小关节疼痛瘀久者,治标同时配合丹参、丝瓜络、鸡血藤、天仙藤等;国医大师李济仁认为,顽痹多为虚瘀所致,应以补气活血化瘀为则,拟当归补血汤加味(黄芪、当归、丹参、鸡血藤、川芎、补骨脂、威灵仙等),名中医陈纪藩教授认为痹证病因复杂、病程长,提倡在辨病基础上结合辨证精确加减药味,可明显提高临床疗效,痹证偏瘀者,加丹参、当归、三七、姜黄、桃仁、红花、泽兰等;胡荫奇教授等根据痹证虚实的不同将活血化瘀药区别应用,对于虚兼瘀的情况,多选当归、丹参、生地黄、赤芍等养血活血;平乐郭氏的历节清饮方(含丹参30g)在临床应用中证实对湿热瘀阻型类风湿关节炎疗效确切。

(三)现代药理学研究

1. 抗炎作用

现代药理研究发现,丹参中的主要成分丹参酮ⅡA是丹参提取物中的菲醌衍生物,丹参酮ⅡA具有广泛的抗炎作用,其通过调节炎症因子 IL-6、IL-10、IL-1β 和 TNF-α 等的产生,抑制多种组织及细胞炎症反应。丹参酮ⅡA可诱导模型中性粒细胞凋亡并促进中性粒细胞逆向迁移从而促进炎症的消退。有研究发现腹腔注射丹参酮ⅡA的治疗组小鼠关节肿胀程度明显减轻,踝关节直径及关节炎评分显著下降($P < 0.01$),治疗前类风湿关节炎组小鼠血清中 TNF-α 和 IL-6 含量较对照组高,经丹参酮ⅡA治疗,其含量显著下降($P < 0.05$)。丹参酮ⅡA作用机制主要是一方面通过抑制 TNF-α 和 IL-6 的表达抑制中性粒细胞活化,从而抑制中性粒细胞向类风湿关节炎炎症部位迁

移；另一方面是丹参酮ⅡA促进活化的中性粒细胞的凋亡，促进类风湿关节炎炎症的缓解。另一项研究发现，经丹参给药后类风湿关节炎大鼠模型组中大鼠关节炎评分、脚掌厚度均下降（$P < 0.05$），大鼠血清中血管内皮生长因子（vascular endothelial growth factor，VEGF）、TNF-α均有所降低（$P < 0.05$）。VEGF可作用于血管内皮细胞促进血管内皮增生，促进心血管及血管翳形成，并可提高血管通透性，促进炎症的形成和发展，丹参降低VEGF水平可有效抑制滑膜血管增生；TNF-α为一种促炎因子，丹参可抑制TNF-α表达，从而减轻炎症反应。陈瑶等研究发现丹参可明显改善大鼠微循环障碍并显著减少VEGF的含量，从而改善关节炎大鼠的足爪肿胀和关节炎症程度，改善关节滑膜炎。在类风湿关节炎中成纤维样滑膜细胞呈现出异常增生及凋亡不足，并大量释放多种细胞因子，造成滑膜组织异常增生、增厚及炎性细胞浸润，在类风湿关节炎发病中起着关键作用。近几年研究发现，丹参有促进成纤维样滑膜细胞的凋亡、抑制其增殖的作用。

广东省中医院风湿免疫科研团队前期实验研究也证明，丹参可诱导CIA大鼠滑膜细胞凋亡，抑制滑膜组织增生，能抑制滑膜组织TNF-α、IL-6和IL-1β表达，抑制局部炎症，同时还能抑制类风湿关节炎滑膜细胞VEGF mRNA表达，抑制血管翳生成。

2. 抗肺纤维化作用

丹参素可上调Smad7 mRNA，并下调大鼠肺组织内Smad3 mRNA的表达，发挥抑制肺纤维化的作用。还有研究发现丹参素可显著提高肺组织内超氧化物歧化酶（SOD）的生物活性，从而抑制氧化应激导致的组织损伤，降低细胞内自由基水平，减轻炎症反应，减少肺组织损伤，进而延缓肺纤维化进展。此外，一项基础研究发现，丹参酮ⅡA可通过一氧化氮合酶（NOS）通路调控 IL-1β、TNF-α、IL-6 等炎症因子的释放,进而延缓小鼠肺部纤维化。

3. 调控成骨细胞与破骨细胞

沙鑫等研究证明丹参可通过下调磷酸化蛋白激酶 B 水平,抑制破骨细胞生成,对早期类风湿关节炎骨破坏具有预防作用。林民贵等通过将丹参酚作用于 RA 大鼠,发现其能升高骨保护素(OPG),改善 RA 大鼠模型的骨质疏松症;祁珊珊等研究表明,丹参酮ⅡA 具有类雌激素作用,能增强维生素 D_3 对维A 酸造成的雌性骨质疏松大鼠的骨组织修复作用。一项关于丹参注射液对人体软骨细胞和成骨细胞的生物实验研究发现,丹参注射液可抑制Ⅰ型胶原的形成和促进糖胺多糖的合成,从而抑制关节软骨细胞的增殖,还可促进成骨细胞分化诱导成骨效应。

4. 调节免疫作用

研究发现丹参多糖对小鼠淋巴细胞增殖反应有促进作用,可提高小鼠腹腔巨噬细胞的吞噬作用,同时能影响免疫器官胸腺、脾脏指数,具有潜在的调节免疫作用。

(四)临床研究

目前丹参广泛用于心脑血管疾病的治疗,其对类风湿关节炎疗效的临床研究相对较少,有待进一步的研究和探讨。林小姬等通过将 60 例类风湿关节炎患者随机分为对照组(来氟米特10mg,每日 1 次;美洛昔康片 7.5mg,每日 2 次;中药汤剂)和试验组(在对照组治疗方案基础上加丹参酮ⅡA 磺酸钠注射液20mg 静脉滴注),结果显示,试验组患者关节肿胀数、血沉等均优于对照组,且两组不良反应发生率无显著差异。叶雪英在临床研究中发现,丹参川芎嗪注射液(10ml)联合西药治疗类风湿关节炎患者 30 日后,相较于单纯西药治疗组,丹参川芎嗪组的简化的疾病活动指数(SDAI)、C 反应蛋白(CRP)、RF、总有效率均优于单纯西药组。戴振滔在临床观察中发现,将48例类风湿关节炎患者分为治疗组(丹参酮ⅡA注射液12ml加温针灸治疗),对照组(丹参酮ⅡA注射液12ml),治疗60日后,血沉、关节肿胀数、关节压痛数、晨僵时间等均较前下降,且治疗组下降幅度较对照组大。蔡明明采用前后对照的研究方法对43例类风湿关节炎患者采用穴位注射丹参冻干粉针剂8~10次后,发现接受治疗的患者在一个疗程后肿胀关节周围径、关节压痛数均较治疗前下降,差异具有统计学意义($P < 0.05$)。肺纤维化是类风湿关节炎并发症中的一种,预后较差,西医治疗措施相对局限,中药在治疗肺系疾病方面具有一定的优势,程长浩等对28例肺纤维化的患者采用复方丹参注射液(20ml/d)联合激素(泼尼松30mg/d)治疗,评估治疗前后肺活量、肺总量、第一秒用力呼气量、最大通气量、动脉血氧分压、临床症状改善情况,复方丹参注射液联合激素治疗30日后各项临床指标及患者临床症状较治疗前均改善($P < 0.05$),表明丹参注射液联合激素治疗可延缓肺纤维化程度,改善患者临床症状,提高生活质量。

(五)毒理学研究

一项关于丹参的毒理学基础研究发现,在急性毒性实验中,给予小鼠复方丹参萃取液的每日累积最大耐受量为10g/kg,为临床成人用量的971倍;长期毒性实验结果显示,复方丹参萃取液对动物的血液学无明显影响,给予高剂量复方丹参萃取液(0.782g/kg)治疗180日后,动物的丙氨酸转氨酶(ALT)、碱性磷酸酶(ALP)升高、肝脏指数增大,表明高剂量长时间使用该药对肝脏有一定影响,但停药后血液检查及肝脏指数可恢复至正常,说明此损害是可逆的,为丹参临床用药提供了安全依据。

(六)结语

从中医的角度看,丹参具有祛瘀、止痛的功效,类风湿关节炎属于中医痹证范畴,瘀血阻络作为其发病的病机之一,丹参适用于治疗瘀血阻络型类风湿关节炎。从西医学的角度看,类风湿关节炎是一种慢性进行性骨侵蚀的免疫性疾病,主要病理表现为滑膜炎症,肺纤维化为其严重并发症之一。对丹参的现代药理研究发现其具有抗炎、抗纤维化、调节免疫的作用,以及潜在的调节骨代谢的作用,显示出其在治疗类风湿关节炎中有潜在效果,且长期用药安全性高。

主要参考文献

[1] 刘江亭, 李慧芬, 崔伟亮, 等. 丹参研究述要 [J]. 中医药学报, 2017, 45(6): 127-130.

[2] 唐先平, 胡悦, 王飞. 胡荫奇病证结合辨治类风湿关节炎经验 [J]. 中国中医基础医学杂志, 2013, 19(2): 220-222.

[3] 张珊. 丹参酮ⅡA 通过调节中性粒细胞活性治疗类风湿关节炎的研究 [D]. 北京中医药大学, 2017.

[4] 陈瑶, 王胜娟, 李朝玲, 等. 丹参对于急性微循环障碍大鼠血管内皮细胞的保护作用 [J]. 陕西中医, 2016, 37(4): 506-508.

[5] 任威铭, 张葆花, 吴承艳, 等. 丹参对体外培养大鼠成纤维样滑膜细胞 bcl-2 和 bax 表达的影响 [J]. 解放军医药杂志, 2014, 26(9): 13-16.

[6] 秦静, 赵铭山, 李君. 丹参素干预对肺纤维化大鼠 TGF-β_1/Smads 信号通路的影响 [J]. 中国病理生理杂志, 2013, 29(5): 937-940.

[7] 雒志恒, 祁珊珊, 吴婕, 等. 丹参酮ⅡA 联合维生素 D_3 对维甲酸诱导骨质疏松大鼠骨组织的影响 [J]. 中药材, 2017, 40(6): 1457-1460.

[8] 张湘东, 许定舟, 李金华, 等. 丹参多糖的免疫调节活性研究 [J]. 中药材, 2012, 35(6): 949-952.

[9] 蔡明明, 马宝东. 穴位注射丹参冻干粉针治疗类风湿关节炎手关节肿痛 43 例 [J]. 风湿病与关节炎, 2013, 2(5): 21-23.

[10] 张旭静, 王素春, 王桂清. 复方丹参萃取液的毒理学研究 [J]. 中药药理与临床, 2005(5): 57-59.

穿 山 龙

（一）本草记载

穿山龙在《东北药用植物志》中别名有地龙骨、穿龙骨、粉萆薢、野山药等，来源于薯蓣科植物穿山龙薯蓣的根茎，主产于辽宁、吉林、黑龙江、河北、内蒙古、山西、陕西等地。穿山龙归肺、肝经，具有祛风除湿、舒筋活络、活血止痛、止咳平喘的功效，可用于类风湿关节炎、痛风、肺间质纤维化、支气管炎等。

（二）在痹证中的应用

《东北药用植物志》记载穿山龙可舒筋活血，主治腰腿疼痛、筋骨麻木；《陕西中草药》记载穿山龙主治咳嗽、风湿关节炎、大骨节病关节痛、消化不良、疟疾、跌打损伤、痈肿恶疮；《河北中药手册》记载治大骨节病、腰腿疼痛，可用穿山龙2两、白酒1斤，浸泡7天，每服1两，每天2次。国医大师朱良春认为顽痹是骨关节疾患反复迁延不愈所致，与西医学类风湿关节炎的临床表现相符，穿山龙具有祛风除湿、活血通络、清肺化痰功效，朱老每每在治疗痹证方中加30~60g穿山龙以增强疗效。朱老将穿山龙用于治疗顽痹，首创益肾蠲痹法，并指出穿山龙虽性平、偏温，不仅限用于寒痹，经适当配伍可用于寒热虚实之痹证。若患者辨证为热痹或寒痹化热，朱老则于方中加石膏、知母、忍冬藤，与穿山龙配伍起到清热通络之效；若患者属寒痹，骨节疼痛明显，则予穿山龙配合麻黄、桂枝增强祛风散寒、通络止痛之效；若证属着痹者，则用羌活、苍术与穿山龙配伍，加强祛湿通络之功；若痹证日久出现筋骨肌肉萎缩畸形者，予加山药、熟地黄、桑寄生，与穿山龙配伍起到补虚祛风通络之效。朱老同时提倡将穿山龙加入治痹的验方中，如将穿山龙加入独活寄生汤、桂枝芍药知母汤、益肾蠲痹汤中，可增强抗炎镇痛之效,并减少胃肠道等不良反应。北京中医药大学陈信义教授治疗痹证时,在辨证施治基础上加穿山龙,配桂枝、络石藤、海风藤、木瓜等以通利关节、活络止痛;周身疼痛、身重如裹者,用穿山龙配合苍术、炒白术、炒薏苡仁、延胡索、细辛祛湿止痛;关节以红肿热痛为主者,用穿山龙配合萆薢、木瓜、桂枝、络石藤等以祛湿消肿通利关节。广西中医药大学第一附属医院应用复方穿山龙方(穿山龙 15g,为君药)治疗痹证(骨性关节炎)可改善患者关节疼痛。长春中医药大学王永生应用骨骼风痛胶囊(穿山龙、鸡血藤、干姜)治疗风湿痹痛取得良好疗效。周平安教授在临床诊治中发现采用补气活血法治疗肺间质纤维化收效颇佳,善用穿山龙(15~20g)等活血之品配伍黄芪改善肺功能。

(三)药理学研究

1. 抗炎作用

对于穿山龙的现代药理学研究发现,穿山龙具有类激素的抗炎镇痛作用,这与其所含有多种甾体总苷相关,现代穿山龙已作为甾体激素药物的重要工业原料。唐丽香等对炎症实验鼠模型采用穿山龙口服液治疗后,实验鼠足踝关节肿胀、小鼠腹腔毛细血管通透性及大鼠棉球肉芽肿均明显受到抑制,同时可减少致痛实验鼠的扭体次数,表明穿山龙具有消炎镇痛作用。穿山龙地上部分及地下部分均具有抗炎作用,刘玉玲等采用小鼠腹腔毛细血管渗出法及棉球肉芽肿法对穿山龙不同用药部位研究,发现穿山龙无论地上部分还是地下部分均可减少小鼠腹腔液渗出,降低肉芽肿的重量($P < 0.01$,$P < 0.05$)。粘芙蓉等通过观察穿山龙水煎液对减少小鼠扭体次数($P < 0.01$)、小鼠福尔马林实验中抑制时相反应($P < 0.01$)发现,穿山龙水煎液具有抑制外周炎症介质的作用,从而产生镇痛作用。现代研究表明穿山龙总苷的抗炎作用机

制主要是通过抑制 TNF-α、白介素、血管生成素、血管内皮生长因子等，达到抑制炎症及滑膜新生血管的效果。细胞的生物行为受到不同信号传导通路的调节，作为细胞内信号途径之一的 PI3K/AKT 信号通路可调节细胞生长、增殖、生存、凋亡、黏附及迁移，PIL3K/AKT 信号通路广泛存在于滑膜组织。于栋华等以白介素 -1β 诱导的大鼠成纤维滑膜细胞作为模型组，在白介素 -1β 诱导下，p-PI3K/AKT 信号通路被异常活化，而穿山龙总苷给药组大鼠滑膜细胞中 P-AKT、p-PI3K/AKT 信号通路无明显变化，AKT PI3 K 蛋白的磷酸化水平明显下降，从而推测穿山龙总苷可改善炎症性疼痛。梁秀军等发现穿山龙总苷治疗后，可下调大鼠血清 IL-1β、IL-6 和 TNF-α 水平，使炎性细胞清除加速，抑制滑膜新生血管生成，继而减轻大鼠滑膜炎症反应。郭亚春等研究发现穿山龙总苷给药组可下调关节炎大鼠血清中的 TNF-α 水平，并且抑制大鼠滑膜组织 TNF-α mRNA 的表达，从而改善大鼠关节肿胀，减轻组织损伤；研究报道血管内皮生长因子（VEGF）受体途径和 Ang/Tie-2 信号通路是血管生成的主要调控通路，滑膜血管生成素 2（Ang-2）可促进血管形成与重建。Ang-2 的作用成 VEGF 依赖性，VEGF 存在可促进血管形成，其缺乏时可促进血管消退。董文娟等探讨了穿山龙总苷作用于 VEGF 受体途径和 Ang/Tie-2 信号通路，下调 Ang-2 和 VEGF 蛋白水平的表达，从而抑制滑膜新生血管生成。

2. 调节免疫作用

穿山龙发挥免疫调节作用可能与调节功能依赖性的双向免疫及抑制炎性细胞因子产生相关。谢守军等发现，穿山龙总苷能明显降低关节炎大鼠脾脏的重量，使关节炎大鼠的胸腺萎缩，并使关节炎大鼠的 IL-1、IL-6、IL-8 以及 TNF-α 水平趋于正常。王烨等通过研究发现在穿山龙皂苷元的作用下 CD69 和

CD25 的表达明显下调,表明其对 T 淋巴细胞的中早期活化均具有抑制作用。高巍等在对穿山龙总苷的免疫研究中发现,穿山龙总苷可降低小鼠的羊红细胞溶血素抗体生成,减轻二硝基氟苯所致的迟发型超敏反应,其作用强于一定剂量的泼尼松。王济兴研究穿山龙的免疫作用后得出,20% 和 10% 穿山龙总苷含药血清可抑制大鼠脾淋巴细胞增殖,从而减少 IL-2 分泌($P < 0.001$,$P < 0.05$)。

3. 抗纤维化作用

现代药理研究发现穿山龙尚具有抗纤维化作用,可用于类风湿关节炎合并肺间质纤维化的治疗;段一娜在对穿山龙水溶性总苷的研究中提出,穿山龙水溶性总苷通过抑制成纤维样滑膜细胞核转录因子的表达,从而控制类风湿关节炎患者关节滑膜及肺部纤维化。

(四)临床研究

李力等通过临床研究发现,复方穿山龙颗粒治疗组与来氟米特治疗组治疗类风湿关节炎相比,治疗 3 个月后复方穿山龙颗粒治疗组总有效率为 85.3%,各实验室指标均显著下降,并且可以改善类风湿关节炎患者关节肿胀、疼痛的症状,且不良反应相对较少($P < 0.05$)。林晓蓉等将 68 例类风湿关节炎患者分为两种治疗方案组。实验组用通痹汤(穿山龙 40g)与来氟米特(20mg,每日 1 次),对照组单用来氟米特(20mg,每日 1 次),治疗 3 个月后实验组的临床症状、体征、晨僵时间及各实验室指标均较治疗前下降,在 ESR、CRP、RF 改善方面明显优于对照组。

(五)毒理学研究

穿山龙的毒理学研究相对较少,在临床用药中较少有出现不良反应的报道。

主要参考文献

[1] 史雯,陈信义.陈信义应用穿山龙临证经验 [J]. 北京中医药,2017,36
（3）:245-248.

[2] 王哲,赵丽茹,王永生,等.骨骼风痛胶囊质量标准的研究 [J]. 中成
药,2007（5）:710-712.

[3] 谢昭.周平安教授治疗特发性肺纤维化经验总结 [D]. 北京中医药大
学,2015.

[4] 于浩,杜建玲.穿山龙皂苷的药理作用及机制的研究现状 [J]. 中国中
药杂志,2017,42（24）:4694-4699.

[5] 张宁,于栋华,周琦,等.穿山龙药理作用的研究进展 [J]. 中国药房,
2015,26（4）:547-550.

[6] 粘芙蓉,辛晓林.中药穿山龙镇痛实验研究 [J]. 中华中医药学刊,2009,
27（8）:1644-1645.

[7] 于栋华,刘磊,卢芳,等.穿山龙总皂苷对白介素 -1β 诱导大鼠成纤维样
滑膜细胞 PI3K/AKT 的影响 [J]. 中国实验方剂学杂志,2012,18（23）:
199-202.

[8] 郭亚春,安高,赵晓菲,等.薯蓣皂苷元对昆明鼠的亚慢性毒性实验 [J].
世界科学技术 - 中医药现代化,2015,17（9）:1823-1827.

[9] 董文娟,郭亚春,宋鸿儒.穿山龙总皂苷对胶原诱导关节炎大鼠滑膜血
管内皮生长因子、血管生成素 -2 及受体 Tie-2 表达的影响 [J]. 中国药
学杂志,2013,48（2）:101-105.

[10] 于海荣,王济兴,张风英,等.穿山龙总皂苷对大鼠 T 淋巴细胞功能
影响的血清药理学研究 [J]. 时珍国医国药,2006（9）:1653-1654.

[11] 段一娜,王明娟,杨佳琪,等.穿山龙水溶性总皂苷对类风湿患者成
纤维样滑膜细胞核因子 κB p65 的抑制作用 [J]. 广州中医药大学学
报,2014,31（2）:243-246.

黄 芪

（一）本草记载

黄芪味甘，性微温，具有补气升阳、固表止汗、利水消肿、生津养血、行滞通痹、托毒排脓、敛疮生肌的功效。黄芪临床应用十分广泛，为历代中医最为常用的中药之一，有"补气诸药之最""气中血药""疮家圣药"等美称，后代诸家本草多有记载。在《开宝本草》《药性赋》等历代本草中，多认为黄芪入肺、脾二经，临床常应用于气虚乏力、中气下陷、表虚自汗、气虚水肿、内热消渴、半身不遂、痹痛麻木等。

（二）在痹证中的应用

《金匮要略》中常用治疗痹证的16首方药中，使用黄芪者有5首。其中以黄芪为主药的有黄芪建中汤、黄芪桂枝五物汤、防己黄芪汤。黄芪建中汤方中重用黄芪、饴糖为君，增强其益气健脾之效；桂枝为臣，温通经脉散寒气；芍药酸敛营阴，可止肢体痹痛；桂枝、芍药、甘草调和营卫，充益五脏之元，助脾胃生化；生姜温胃散寒。临床用于治疗骨关节炎、类风湿关节炎、肩周炎等关节怕冷、疼痛、僵硬等症，表现为恶风怕冷，气短乏力，面色萎黄，食少纳呆，脉虚弱者。黄芪桂枝五物汤是在桂枝汤的基础上去甘草、倍生姜、加黄芪而成。方中黄芪益气固表，桂枝治卫升阳、祛风散寒温经，合以芍药入营和血通痹，加生姜、大枣调和营卫。五物成方，营卫同调，表里兼治，益气温经，和血通痹。血痹者，内以卫阳不足为主，外由感受风邪诱发。阳气不足，阴血凝滞，则"寸口关上微，尺中小紧"；卫阳不足，外感风邪，血行不畅，则局部肌肉麻木不仁。防己黄芪汤中以黄芪为君药，益气固表，能直达肌表，是治疗表虚证的要药。防己走而不守，能引领诸药祛周身之风湿。两者相互配伍，加强发散肌表之水气。白术苦温，健脾燥湿，培土制水。脾为气血生化之源，又主运化水湿。故白术既能助黄芪益气实卫，又可助防己化湿利水。姜、枣、甘草调和营卫。全方扶正祛邪，标本兼顾，尤适用于治疗表虚、外感风湿邪气的痹证，如类风湿关节炎、骨关节炎、产后风湿等卫表不固、感受风湿侵袭者，其表现多为全身关节肌肉疼痛、肿胀，并伴恶风、自汗等。

宋代《太平惠民和剂局方》中的黄芪散利用黄芪缓急止痛的作用。清朝叶天士在《临证指南医案》中记载一个"长夏四肢痹痛一止之后，筋骨不甚舒展，脉小弱"的医案，责之于卫阳薄弱，风、寒、湿三气侵袭所致，运用防己黄芪汤治疗。当代国医大师路志正认为，妇人痹由于产后气血大亏，卫失调，表不固，邪夹湿乘虚而入而致，以防己黄芪汤为基础方，配伍玉屏风散、桂枝汤治疗，关节疼痛改善明显。宋绍亮教授治疗类风湿关节炎、系统性红斑狼疮等风湿免疫疾病伴发贫血者，重用黄芪"通调血脉"，大补脾肺之气，使有形之血生于无形之气，再配以补血行血之当归养血和营，气血双补。姜泉教授认为黄芪具有骨保护、抗骨质疏松作用，在对其 2007—2017 年门诊 121 首治疗类风湿关节炎处方的分析中，黄芪出现频次为 89 次。张晶等以中国期刊全文数据库 2003—2013 年间的内服中药复方治疗类风湿关节炎相关文献为研究对象，通过筛选，共选出 91 首列有药物组成的成方及自拟方剂，统计发现，在这些方剂里，黄芪出现在 24 方中，占 26%。

（三）现代药理学研究

现代中药化学研究从黄芪中提取了多种有效成分，如黄芪总苷、黄芪多糖、黄芪总黄酮多糖、氨基酸类及其他成分。研究表明黄芪有效成分具有调节免疫功能、调节滑膜细胞凋亡、改善心肺功能、改善血液流变学、调节骨代谢等作用。

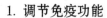

1. 调节免疫功能

黄芪可提高 T 淋巴细胞亚群水平,减轻化学药物治疗(简称化疗)药物对人体免疫功能的损害,从而增强机体的免疫功能,提高治疗效果。黄芪能通过调节小鼠辅助性 T 细胞和辅助性 T 细胞之间的免疫平衡,激活过氧化物酶体增殖物,抑制小鼠气道炎症反应。一项研究表明,黄芪中一种新的冷水可溶性黄芪多糖(AMWP)能够有效保护荷瘤小鼠免疫器官,促进巨噬细胞的胞饮作用,提高外周血中淋巴细胞亚群的比例,可作为潜在的天然抗肿瘤药物。除此之外,AMWP 能够改善单核巨噬细胞的功能,增强单核巨噬细胞的吞噬作用,提高自然杀伤细胞的活性。杨金泉等认为黄芪对正常机体的抗体生成功能有明显的促进作用,能促进健康人和肿瘤患者的淋巴细胞转化率,从而提高机体细胞的免疫功能。

2. 调节滑膜细胞凋亡

近年通过研究发现,类风湿关节炎患者滑膜细胞明显增生,而细胞凋亡率却明显降低,提示滑膜细胞的凋亡障碍可能是导致滑膜增厚的原因之一。赵俊云等通过注射弗氏完全佐剂建立大鼠佐剂性关节炎(adjuvant arthritis, AA)模型,1 周后用黄芪糖蛋白进行干预,结果显示低剂量黄芪糖蛋白可提高外周血 $CD4^+$、$CD8^+$ 细胞的凋亡比例,中、高剂量黄芪糖蛋白组大鼠致炎侧踝关节肿胀以及膝关节滑膜组织增生有所改善,高剂量黄芪糖蛋白组外周血血清 γ 干扰素(IFN-γ)水平显著升高,低、中、高剂量黄芪糖蛋白均可增加膝关节滑膜组织的细胞凋亡率,同时降低死亡因子受体(Fas)表达水平,增强死亡因子配体(FasL)表达水平。李宏全等研究发现,黄芪杂多糖能显著改善佐剂性关节炎大鼠临床症状及关节滑膜炎的炎性变化,可使 AA 大鼠的血清 TNF-α、IL-1β 水平显著降低,并使 AA 大鼠的膝关节滑膜细胞凋亡数量显

著升高,Bax 阳性表达率有所升高,Bcl-2 阳性表达率显著
升高。

3. 改善心肺功能

在临床采用中药黄芪治疗,能够对心肌进行保护,改善其
耗氧及抗氧化的能力,从而有效减轻心肌缺血情况,改善心脏
舒张与收缩功能。在心血管疾病治疗中黄芪能够对血管与血压
产生一定的影响,具有双向的调节作用,能够有效帮助患者改
善肺动脉压与右心前负荷,降低动脉压,改善心肺功能,临床治
疗效果显著。

4. 改善血液流变学

聂克等在对慢性心力衰竭患者的研究中观察到应用黄芪治
疗后,可以使患者异常的血液流变学指数得到改善,尤其是全
血黏度降低,血小板聚集功能有降低的趋势,认为黄芪在改善
心功能的同时,也改善了血流状态。高建等通过实验证实黄芪
可提高应激小鼠血小板内环磷酸腺苷(cAMP)含量,抑制血小
板聚集而发挥抗血栓形成的作用。

5. 调节骨代谢

含有黄芪的方剂、黄芪水煎液等临床上常被用于治疗骨质
疏松症。欧阳钢等通过穴位注射黄芪注射液对原发性骨质疏松
症骨密度的研究表明,黄芪能提高原发性骨质疏松症患者腰椎
骨密度,抑制骨吸收,调节骨代谢趋向正平衡的作用,防治骨丢
失。胡杨洋等研究发现,黄芪改善骨质疏松症的机制可能是对
成骨细胞分化成熟的重要标志物碱性磷酸酶(AKP)有明显的
活化作用。另一项研究发现黄芪多糖可通过促进骨形态发生蛋
白 2(BMP-2)的表达,上调其下游的 ERK 通路的磷酸化水平来
促进大鼠原代成骨细胞的增殖、分化与矿化。

(四)毒理学研究

田辉等对以黄芪水提物为主要成分的复方制剂安全

性进行测定,结果显示,小鼠急性经口实验最大耐受剂量
＞22g/kg(相当于人推荐日摄入量的100倍);以人推荐剂
量50倍静脉注射给药,小鼠骨髓嗜多染性红细胞微核实
验、小鼠精子畸形实验结果均为阴性;以人推荐剂量100倍
对大鼠静脉注射给药30天,其一般表现、行为、死亡率、体
质量、进食量和食物利用率、血常规、血液生化指标、脏器系
数以及病理组织学等未见明显异常。上述研究均表明,黄芪
安全性良好,单次耐受剂量及长期大剂量服用均无明显副
作用。

　　无论从相关临床制剂、提取物或单体层面,黄芪均显示出
较低的急性毒性和长期毒性,其药物安全性相对较高,短期较
大剂量服用风险系数较低,但大剂量长期服用则可能出现一定
脏器毒性、致突变效应及生殖发育毒性。肝肾功能不良者、脏
器功能减退者、孕妇等长期服用尤其需要谨慎。

主要参考文献

[1] 郭晓峰,曹慧慧,梁红娟,等.《金匮》"温运阳气"法在痹证中的运用[J].
中国中医基础医学杂志,2015,21(10):1226-1228.

[2] 冉青珍. 国医大师路志正从虚论治产后痹经验浅述[J]. 中华中医药杂
志,2017,32(3):1090-1092.

[3] 宁康健,阮样春,吕锦芳,等. 黄芪对小鼠腹腔巨噬细胞吞噬能力的影
响[J]. 中国中药杂志,2005,30(21):1670-1672.

[4] 高建,徐先祥,徐先俊,等. 黄芪总皂苷抗血栓形成作用实验研究[J]. 中
成药,2002,24(2):116-118.

[5] 邢国胜,赵文君,张凯,等. 姜黄素对类风湿关节炎患者滑膜细胞增殖
与凋亡的影响[J]. 中国医院药学杂志,2009,29(11):872-875.

[6] 赵俊云,杨向竹,季新燕,等. 黄芪糖蛋白诱导佐剂性关节炎大鼠体内
细胞凋亡的研究[J]. 中华中医药杂志,2011,26(5):1204-1207.

[7] 聂克. 黄芪、当归对心血管系统作用的研究情况 [J]. 中国中西医结合杂志, 1996, 16(6): 379-381.

[8] 孔祥鹤, 牛银波, 王婷梅, 等. 黄芪多糖对大鼠原代成骨细胞的影响及其机制研究 [J]. 中草药, 2011, 42(10): 2065-2069.

白 芍

(一)本草记载

最早记载芍药入药的文献是长沙马王堆汉墓出土的《五十二病方》。明代《滇南本草》最早将芍药分为赤芍与白芍两种药物:"白芍味酸,微甘,性微寒,主泻脾热,止腹痛,止水泄,收肝气逆痛,调养心肝脾经血,舒肝降气,止肝气痛。"《本草再新》中记载:"白芍药泻肝降火,润肺健脾,养血和血,消湿止泻,敛汗宽中。赤芍药泻肝火,和脾土,行血和血,治腹痛腰痛,调经滋肾疝瘕,利肠分通小便。"清代以后的大部分医学著作大多将白芍与赤芍分别立项论述,对各自功效主治记述更加丰富,《本草备要》中明确指出:"白芍补血泻肝涩敛阴,苦酸微寒,入肝脾血分,为手、足太阴(肺脾)行经药。泻肝火,安脾肺,固腠理,和血脉,收阴气,敛逆气,散恶血,利小便,缓中止痛,益气除烦,敛汗安胎,补劳退热。"根据2020年版《中华人民共和国药典》,白芍为毛茛科多年生草本植物芍药的根,味苦、酸,性微寒。归肝、脾经,具有养血敛阴、柔肝止痛、平抑肝阳之效。

(二)在痹证中的应用

对于痹证的病因病机,历代医家认为本病以正虚为本,邪实为标。即以脏腑亏虚尤其是肝肾亏虚、气血虚弱为本,以风寒湿阻、痰瘀留滞为标;辨证分型多以肝肾亏虚、气滞血瘀、风寒湿痹三种证型为主。中医界普遍认为白芍具有养血敛阴、柔肝止痛、平逆肝阳等作用,而现代药理研究也提示白芍有抗炎、止痛及免疫抑制等作用,因此广泛用于痹证治疗,包括西医学的类风湿关节炎、强直性脊柱炎、骨性关节炎、骨质增生性疾病等。

李莎、王利勤等通过研究张仲景对痹证方剂的使用,发现仲景主要以发汗、利小便、温阳化湿及通络止痛等方法治疗,所用方剂从最初的桂枝汤、麻黄汤及其类方,到桂枝芍药知母汤的演变,也是仲景对于痹证的用药组方调和营卫、顾护脾胃、重视温通、寒温并用等特点的体现。而李雪萍等从"络病-风药"的思路来探讨仲景对于阴阳营卫不和致痹,予桂枝芍药知母汤以调和营卫,宣痹通络;后世医家做了大量理论、临床和实验研究,结果表明桂枝芍药知母汤对类风湿关节炎有良好的疗效。

现代诸多医家从临床实际出发,在临床经验上肯定了白芍除痹止痛的功效。安徽名老中医张琼林以自拟的化坚逐痹汤治疗关节痹痛疗效突出,方中以白芍 30g 为主药之一。河南名老中医娄多峰善于应用仲景对药治疗风湿痹痛,如以芍药配甘草治疗痉挛性风湿痹证、白芍配白术治疗腰骶及下肢以湿盛为主的风湿痹证、芍药配桂枝治疗营卫不和的风湿痹证,得出大剂量白芍除痹止痛效佳的经验结论。著名中医学家关幼波常用骨痹汤,该方以白芍 30~60g 为君药,配以除湿、强筋骨、止痛等中药治疗骨痹引起的疼痛效果极佳。

(三)现代药理学研究

现代中药药理成分分析提示白芍包含芍药内酯苷、芍药苷、挥发油、羟基芍药苷、牡丹酚、苯甲酰芍药苷等,其中发挥主要作用的有效成分为白芍总苷,现代药理显示白芍具有抗炎、镇痛、保肝以及抑制自身免疫反应等作用。

1. 抗炎作用

炎症是机体对致炎物质的刺激产生的防御性反应,是许多疾病发生发展的基础,现代药理研究发现,白芍的有效成分白芍总苷的抗炎作用十分明显。有学者研究发现,白芍总苷通过阻断 Toll 样受体 4/5 信号通路,抑制树突状细胞的功能,从而减轻了免疫介导的炎症反应。而在苦基氯诱导的接触性皮炎中,白芍总苷对巨噬细胞功能产生负调控,包括抑制 T 细胞中巨噬细胞移动抑制因子的表达,下调巨噬细胞移动抑制因子 - 细胞外信号调节激酶 1/2- 环氧化酶 2 信号,及脂多糖诱导的肿瘤坏死因子 α(TNF-α)和一氧化氮产生,以此来抑制炎症的进展。吴修红等研究实践也证实,白芍总苷所具备的抗炎作用以及有效抑制巨噬细胞核的转录因子活性,会使得巨噬细胞的一氧化氮合酶表达逐渐降低,且和一氧化氮含量降低有直接关联。通过对白芍总苷抑制完全弗氏佐剂性关节炎大鼠的继发炎症反应、骨破坏和滑膜细胞超微结构的变化的研究,提示白芍总苷可以通过调节巨噬细胞样滑膜细胞中促炎介质的产生和滑膜成纤维细胞(FLS)中蛋白激酶的磷酸化发挥抗炎作用。而有学者研究发现在胶原诱导型关节炎大鼠中,白芍总苷能显著抑制滑膜细胞增殖,降低 TNF-α、IL-1 和前列腺素 E_2(PGE$_2$)水平,提高 cAMP 水平,同时上调 PGE$_2$ 受体 2 和 4 的表达。这些结果表明,白芍总苷通过抑制促炎介质的产生表现出抗炎作用。

2. **镇痛作用**

白芍一直被认为是能够有效缓解各种疼痛的传统中药,白芍总苷能剂量依赖性地抑制小鼠乙酸诱导的扭体、电刺激脚底诱导的嘶叫以及热板反应。研究表明,白芍总苷对蜂毒引起的继发性痛觉过敏和原发性痛觉过敏表现出明显的镇痛作用,并能有效抑制镜像热过敏的发生。然而,白芍总苷的这些作用均能够被阿片受体阻断剂盐酸纳洛酮阻断,表明白芍总苷的镇痛作用可能由内源性阿片受体介导,与吗啡的受体很可能没有关系。而白芍总苷针对白细胞介素 IL-2 起到一定的抑制作用,很有可能是其镇痛机制。

3. 保肝作用

近年来对白芍的保肝作用研究逐渐增多,戴俐明等应用四氯化碳诱导的小鼠实验性肝炎动物模型,观察白芍总苷对实验性肝炎的保护作用,结果发现白芍总苷(20mg/kg)连续 7 天腹腔注射的预防给药方式可显著改善小鼠肝损伤后的血清丙氨酸转氨酶升高,血清蛋白下降及肝糖原含量降低,并使形态学上的肝细胞变性和坏死得到明显的改善和恢复。王世宏等采用四甲基偶氮唑盐法检测白芍总苷对人肝癌细胞株增殖的影响,提示白芍总苷对肝癌细胞生长有抑制作用。

4. 免疫调节作用

白芍总苷的免疫调节作用得到广泛证实,它对自身免疫过程中的多个环节都存在调节作用,如调节肿瘤坏死因子、白介素等的作用。童延清等在临床中发现白芍总苷可通过下调类风湿关节炎患者血液中作为 B 淋巴细胞活化标志的可溶性 CD23 的表达水平而抑制 B 细胞增殖活化,从而有效抑制这种前炎症细胞因子释放肿瘤坏死因子、白细胞介素 1、白细胞介素 6 等。朱蕾等研究发现白芍总苷诱导不同的 T 淋巴细胞有明显的功能和浓度依赖性特征,这可能是白芍总苷发挥免疫调节作用的基础。

(四)毒理学研究

李俊等研究白芍总苷长期毒性实验,采用大鼠静脉滴注[500mg/(kg·d),1 000mg/(kg·d),2 000mg/(kg·d),连续给药 30 天]和犬静脉滴注[280mg/(kg·d)和 560mg/(kg·d),连续给药 90 天]的方式,发现长期给药后这些动物除血小板数目增加外,其摄食、体脂量、血尿常规、肝肾功能均无明显改变,对两种动物的心、脑、肝、肾等 18 个重要脏器与组织的病理组织学观察亦无明显毒性作用,显示白芍总苷无明显毒性损害,安全范围大,只是长期服用可能会引起腹泻等不良反应。

(五)小结

通过对古今白芍研究及应用的总结与分析,提示白芍具有良好的抗炎止痛、免疫抑制及护肝的药理作用。古今医家临床经验证明白芍在痹证的治疗中有比较好的效果,常用的方剂包括桂枝汤、麻黄汤、桂枝芍药知母汤等。现代的中医名家治疗痹证亦善用白芍,各家的经验方中几乎都含有白芍,且白芍具有保肝作用,在与西药联用时可降低西药的毒副作用,因此其在风湿免疫疾病治疗中的应用前景更十分广阔。

主要参考文献

[1] 李莎. 痹证辨治特点及"风湿四病"证素规律的文献研究 [D]. 广州:广州中医药大学, 2012.

[2] 王利勤, 陈烨文, 张宇燕, 等. 探讨张仲景运用桂枝芍药知母汤治疗痹证的理论渊源 [J]. 中华中医药杂志, 2016, 31(12): 4943-4946.

[3] 郑美思, 江启煜, 赵琦瑶. 基于生物信息学的桂枝芍药知母汤治疗 RA 的作用机制 [J]. 中国实验方剂学杂志, 2017, 23(10): 195-200.

[4] 张琼林, 张善堂. 临证碎金录 [M]. 北京:中国中医药出版社, 2006.

[5] 娄多峰, 娄玉钤. 娄多峰论治风湿病 [M]. 北京:人民卫生出版社, 2007.

[6] 吴修红, 胡妮娜, 李宝龙, 等. 赤芍与白芍脐中穴给药的药理作用比较研究 [J]. 针灸临床杂志, 2014, 24(5): 54-56.

[7] 王永祥, 陈敏珠, 徐叔云. 白芍总甙的镇痛作用 [J]. 中国药理学与毒理学杂志, 1988(1): 6-10.

[8] 戴俐明, 陈学广, 徐叔云. 白芍总甙对实验性肝炎的保护作用 [J]. 中国药理学通报, 1993, 9(6): 449-453.

杜 仲

（一）本草记载

《神农本草经》记载杜仲"主腰脊痛，补中，益精气，坚筋骨，强志，除阴下痒湿，小便余沥。久服轻身耐老"；李时珍在《本草纲目》中则记载杜仲"色紫而润，味甘微辛，其气温平。甘温能补，微辛能润，故能入肝而补肾，子能令母实也"，他同时认为"杜仲古方只知滋肾，唯王好古言是肝经气分药，润肝燥，补肝虚，发昔人所未发也"，并进一步阐述其药理，"盖肝主筋，肾主骨。肾充则骨强，肝充则筋健。屈伸利用，皆属于筋"。现代所用的杜仲为杜仲科植物杜仲的干燥树皮，主产于四川、贵州、云南、湖北、陕西、江西、河南等地，为多年生乔木，多系栽培，也有野生。

（二）在痹证中的应用

杜仲味甘、性温，归肝、肾二经；具有补益肝肾、强筋骨、安胎的功效，常用在骨性关节病中，经典方剂为出自《备急千金要方》的独活寄生汤，由独活、桑寄生、杜仲等药物组成，有祛风湿、止痹痛、益肝肾、补气血之功，该方最早主要用于治疗肝肾两亏、气血不足的诸多病症，如痹证、腰臀肌筋膜炎、腰痛、肩周炎、坐骨神经痛、膝关节骨质增生。方中杜仲能补益肝肾，壮筋骨，治疗肝肾两亏，气血不足，风寒湿邪所致腰膝冷痛、肢体屈伸不利。而《清宫医案研究》则记载了当归拈痛汤是清宫御医治疗痹证的常用方剂之一，当归配伍生姜或羌活、独活来温经散寒，配伍苍术、秦艽、防己、木瓜来化湿舒筋，配伍牛膝、杜仲来补肾壮骨，配伍香附来调肝理气，以助化湿，清宫御医以当归为主药以除痹证，亦重视强筋骨、补肝肾。现代医家对独活寄生汤的理解和运用，也丰富了痹证的治疗。余建红等认为产后身痛以肝肾亏虚、气血两虚、营卫失调为病之本，风、寒、湿侵入为病之标,采用补肝肾、益气血、调营卫、扶正为主治疗,用独活寄生汤加减治疗取得颇佳的疗效。钱先则用独活寄生汤治疗肾虚型强直性脊柱炎的患者时观察到早期的效果更佳。朱健儿在治疗膝骨关节炎的患者时,发现患者证型多属肝肾亏虚型,以补肝肾、壮筋骨的独活寄生汤治疗组疗效更佳。在经验方治疗痹证方面许多医家皆以杜仲为方剂基本组成,如陈世洲应用三痹汤加减治疗肩周炎,以温补肝肾、散寒除湿、通痹止痛为法;胡兆明等则自拟祛风止痛汤,治以祛风止痛、活血通痹、补肾强筋壮骨;喻玲等则以蠲痹汤加减治痹,以祛风湿、益肝肾、活气血、壮筋骨为则。现代医家治痹多以血瘀不通、久病及肾伤骨的理念,在痹证的治疗上多兼顾补肝肾、强筋骨。

(三)现代药理学研究

现代研究表明杜仲中所含化学成分多达 138 种,主要包括木脂素类、环烯醚萜类、苯丙素类、黄酮类、多糖类、杜仲胶、抗真菌蛋白等。其药理作用主要有调节免疫、调节骨代谢、降压等。

1. 调节免疫作用

杜仲多糖可提高免疫抑制小鼠模型的胸腺指数,提高腹腔巨噬细胞吞噬率和吞噬指数。李天来等通过将杜仲叶的 20% 和 50% 浓度醇提取物分别给小鼠注射,发现能明显增加小鼠腹膜巨噬细胞吞噬能力和脾淋巴细胞转化功能,揭示了杜仲茶碱性提取物具有免疫系统抗损伤作用。邬晓臣等通过杜仲多糖对兔心肌缺血再灌注损伤的保护作用的研究发现,杜仲多糖有抗氧化及对单核吞噬细胞系统有活化作用,可增强机体非特异免疫功能。辛晓明等研究发现杜仲多糖具备很好的抗肿瘤活性,能够增强机体的免疫力,对抗环磷酰胺引起的骨髓抑制效应。

2. 调节骨代谢作用

杜仲通过对骨代谢平衡的调节,促进成骨细胞的形成,调节破骨细胞的功能,抑制骨吸收,以降低骨质疏松的发生率。近年来国内外学者针对杜仲对体内或体外细胞和组织代谢的影响进行的研究表明,杜仲提取物能显著增加脂肪细胞,促进葡萄糖转运和消耗,调节人体骨代谢的平衡。张蓉等研究发现杜仲木脂素能显著促进大鼠原代成骨细胞骨细胞素的表达,抑制核因子 κB 受体激活因子配体的表达,从而调节破骨细胞功能,抑制骨吸收,促进骨形成。邹宇云等通过动物实验证明杜仲能够显著提高实验动物的骨密度及成骨细胞活性;杜仲总黄酮具有诱导骨髓间充质干细胞分化为成骨细胞的作用,可对抗 H_2O_2 诱导的成骨细胞凋亡,还可通过促进骨髓基质细胞、成脂细胞的增殖来调节骨代谢,促进骨的形成。

3. 降压作用

现代药理学研究证实,杜仲具有明显降压作用,且降压途径多样化,其中松脂醇二葡萄糖苷为最重要的抗高血压成分。国外研究证实杜仲的降压成分主要为松脂醇二葡萄糖苷,其作用机制可能为抑制磷酸二酯酶,使得血管平滑肌中的 cAMP 的浓度升高,从而激活蛋白激酶 A,抑制钙离子内流,舒张血管,降低血压。此外,罗丽芳等研究发现,杜仲木脂素可以显著降低血浆一氧化氮水平,降低血浆中肾上腺素活性和血管紧张素水平,快速松弛肠系膜动脉,从而降低自发性高血压小鼠的血压。

4. 其他作用

杜仲可对多种细菌和病毒繁殖起到抑制作用,杜仲含有桃叶珊瑚苷、绿原酸等活性物质,能抑制多种细菌与病毒的增长繁殖,并通过兴奋中枢神经系统,刺激胆碱和胃液分泌,从而提高白细胞数量和抗病毒作用。此外,杜仲有降低血糖、血脂,镇静等作用,杜仲可以降低血浆甘油三酯、胆固醇和低密度脂蛋白水平。杜仲具有降血脂作用的成分研究则主要集中于黄酮类物质、绿原酸,环烯醚萜类化合物也具有较好的调节血脂作用。孙宇章等研究发现复方杜仲片具有明显舒缓、镇静和催眠作用,能改善眩晕、失眠等症状,杜仲叶使用各种不同炮制方法均能有效镇静,并随不同剂量、不同给药途径,镇静效果不同。范景等研究发现杜仲可改善肾阳虚证引起的腰膝酸软、性欲减退、畏寒肢冷、精神萎靡、阳虚水泛等症状,起到壮腰强筋骨,以及减少流产次数、安胎的作用。

(四)毒理学研究

韩运双等研究发现,杜仲茶水提取物的 Ame 试验、SOS/Umu 试验、DNA 交联试验、外周血网织红细胞微核试验等结果为阴性,证明其安全可靠。黄武光等用小鼠灌胃给药法进行急性毒性试验,结果发现,杜仲毒性低,服用安全。隋海霞等通过考察杜仲的急性毒性试验、细胞毒性试验、遗传毒性试验发现,杜仲属无毒物,可用于保健食品。

主要参考文献

[1] 朱健儿. 加味独活寄生汤治疗膝关节骨关节 262 例 [J]. 吉林中医药,1998,18(4):15.

[2] 胡兆明,刘宣兵,王福安,等. 祛风止痛汤治疗痹证 156 例 [J]. 陕西中医,2001(9):539.

[3] 李天来,卢银让,潘建平,等. 杜仲叶茶功效成分对小鼠免疫功能影响 [J]. 中国公共卫生,2007(10):1221-1223.

[4] 辛晓明,王大伟,赵娟,等. 杜仲总多糖抗肿瘤作用的实验研究 [J]. 医药导报,2009,28(6):719-721.

[5] 骆瑶,陈兰英,官紫祎,等.杜仲提取物对去卵巢骨质疏松大鼠骨代谢、骨密度及骨微结构的影响[J].中药材,2016,39(11):2624-2628.

[6] 彭红梅,李小姝.杜仲的药理研究现状及应用展望[J].中医学报,2013(1):72-73.

[7] 罗丽芳,吴卫华,欧阳冬生,等.杜仲的降压成分及降压机制[J].中草药,2006,37(1):150-152.

[8] 孙宇章,许建阳,刘文,等.复方杜仲片镇静催眠的实验研究[J].药学实践杂志,2004(4):212-214.

骨 碎 补

(一)本草记载

历代本草对骨碎补的来源、形态、生境、功效等均有记载。《本草拾遗》中记载:"骨碎补,本名猴姜……以其主伤折,补骨碎,故命此名。"该书认为骨碎补味苦性温,归肾、肝经,有补肾强骨、续伤止痛之功效。唐代《新修本草》、宋代《开宝本草》等古代药籍记载了骨碎补的多种形态,总结各代医家对骨碎补的描述,古代本草中记载的骨碎补其植物来源不只一种,主要有槲蕨属槲蕨、中华槲蕨、石莲姜槲蕨、骨碎补科骨碎补、百合科知母,而现代则认为骨碎补为水龙骨科古老植物槲蕨及其习用近缘植物中药名的统称,主要来源于安徽、广西、贵州、湖北、湖南、四川、重庆、云南、甘肃等地。

(二)在痹证中的应用

从古到今骨碎补都是治疗伤科的要药,《太平圣惠方》载骨碎补散治金疮,伤筋断骨,疼痛不可忍。骨碎补具有抗炎、补肾及预防骨质疏松的作用,现代治疗骨关节炎、类风湿关节炎等广泛地应用骨碎补。焦树德先生在治疗痹证尤其是类风湿关节炎和强直性脊柱炎时,认为其根本病机为肾虚寒凝入骨,而治法则大体为补肾祛寒或补肾强督,同时此类痹证多同时伴有疼痛的症状。焦树德先生善用骨碎补,代表方剂为益肾蠲痹汤。而国医大师朱良春也认为痹证的病机为肾虚血瘀,治疗上善用虫类药活血化瘀的同时也不忘加骨碎补、续断等补肾壮骨等药物。

(三)现代药理学研究

现代药理研究提示骨碎补的化学成分主要为黄酮、三萜、酚酸及苷类等,具有良好的促进骨折愈合、抗骨质疏松、抗炎、肾脏保护等作用。

1. 促进骨折愈合

骨碎补提取物可通过促进新生骨的发育达到修复骨损伤的目的。吴新安等提取出骨碎补的有效成分后发现,骨碎补能够有效促进骨折的愈合,加速骨骼的生长;王新峦等研究也发现骨碎补能缩短骨折的愈合时间,加速患者的康复。姬洪全等研究发现(TGF-β_1)mRNA 基因表达对加速骨折愈合具有调节作用,提示 TGF-β_1 是调节骨折愈合过程的重要因子,而骨碎补可促进 TGF-β_1 的表达,对骨愈合起有益的调节作用。

2. 抗骨质疏松

通过调节破骨细胞和成骨细胞增殖活性促进骨组织形成是治疗骨质疏松症的主要方法之一。有学者考察骨碎补的水和醇提取液促细胞增殖作用,结果提示骨碎补水相和醇相提取物中分别存在有较高活性的促成骨细胞增殖、分化和钙化的物质。胡其勇等通过对维 A 酸造大鼠骨质疏松模型进行实验研究,发现骨碎补总黄酮可显著提高血钙、血磷水平,拮抗股骨和腰椎骨密度降低。刘宏泽等在探讨丹参和骨碎补对激素性股骨头坏死的防治机制及其交互作用中也同样发现骨碎补能提高血钙血磷水平,激活成骨细胞,提高股骨头的骨密度。梁永红等研究发现,骨碎补提取液还可抑制破骨母细胞向成熟破骨细胞转化，从而抑制破骨细胞性骨吸收。此外，部分研究也提示骨碎补对于激素引起的骨质疏松症也有一定的防治作用。

3. 抗炎作用

骨碎补提取物能通过抑制细胞凋亡及调节炎性因子水平治疗骨关节炎。蔡春水等研究发现骨碎补总黄酮能减少软骨基质降解和关节软骨破坏，对膝骨关节炎有一定的抑制作用。刘剑刚等采用二甲苯所致小鼠耳郭肿胀实验、醋酸所致小鼠毛细血管渗透实验及大鼠蛋清足跖肿胀实验、大鼠棉球肉芽肿增生实验，结果表明骨碎补总黄酮具有抗炎作用，并能抑制毛细血管渗透性的升高。此外，尚平等观察到骨碎补有显著的抗炎、抗肿胀作用，而且止痛作用显著，不仅能治疗骨关节炎患者的红、肿、热、痛症状，还能改善关节活动能力；刘剑刚等则研究发现骨碎补总黄酮对组胺、5-羟色胺引起的炎症水肿也有抑制作用。

4. 肾脏保护作用

尚振苹等报道在链霉素诱导大鼠肾衰模型中，骨碎补能显著改善肾脏功能，提高肾小球滤过率，改变肾小球结构，恢复肾小管功能，有效降低血中肌酐、尿素氮的含量。张迪华等采用肺炎链球菌建立小鼠慢性肾衰竭模型，发现骨碎补能显著改善肾功能，降低血清肌酐水平，阻断肾近曲小管的病理改变，阻断肾小球的恶化，使肾脏功能得以保留。蒋文功等采用大肠杆菌脂多糖建立大鼠急性肾衰竭模型，观察到骨碎补总黄酮有效降低脂多糖引起的血清肌酐升高，减轻肾近曲小管的病理改变，使肾小球功能有所修复。而 Long 等也通过对几种急性肾衰竭动物模型进行生物活性测定，其结果表明骨碎补类黄酮提取物可以预防中毒性肾损害，改善肾功能，促进主要的上皮肾小管细胞再生，从而起到保护肾的作用。

5. 其他作用

陈莉丽等发现在豚鼠牙齿畸形模型中,骨碎补能显著改善齿骨密度,使牙齿坚硬度增加,提示有骨保护的作用。许彦枝等研究发现经骨碎补作用的人牙龈成纤维细胞生长分泌功能活跃、矿化能力增强。也有研究提示骨碎补既可以降低血清中总胆固醇、甘油三酯、低密度脂蛋白的水平,也可以提升高密度脂蛋白水平,具有促进血脂代谢的作用。此外也有学者发现骨碎补能防治药物中毒性耳聋。

(四)毒理学研究

骨碎补总黄酮急性毒性实验显示小鼠、大鼠灌胃给药后饮食、活动、精神状态等体征均无异常变化,预期临床应用安全性良好。有学者进一步进行了骨碎补总黄酮大鼠长期毒性试验,按人临床用量 540、180 和 60 倍的用量作用于大鼠 24 周后,未发现明显的毒副作用。

主要参考文献

[1] 潘峰,朱建华. 朱良春益肾壮督、蠲痹通络法治疗痹证之奇经学说思想探析 [J]. 中医杂志,2016,57(23):1993-1995.

[2] 吴坚,高想,朱金凤,等. 国医大师朱良春教授痹证临诊三要诀 [J]. 中华中医药杂志,2017,32(3):1087-1089.

[3] 吴新安,赵毅民. 骨碎补化学成分研究 [J]. 中国中药杂志,2005,30(6):443-444.

[4] 姬洪全,党耕町,马庆军,等. 骨折愈合过程中转化生长因子 β_1 表达的实验研究. 中华外科杂志,1998,36(2):72.

[5] 董福慧,郑军,程伟. 骨碎补对骨愈合过程中相关基因表达的影响 [J]. 中国中西医结合杂志,2003,23(7):518-521.

[6] 刘宏泽,王文瑞. 丹参与骨碎补注射液防治激素诱发股骨头坏死的实验研究 [J]. 中国骨伤,2003,16(12):726-728.

[7] 梁永红, 叶敏, 张灵芝, 等. 骨碎补中的两个新酚酸类化合物 [J]. 药学学报, 2010, 45 (7): 874-878.

[8] 吴新安, 赵毅民. 骨碎补化学成分研究 [J]. 中国中药杂志, 2005, 30 (6): 443-444.

[9] 刘剑刚, 谢雁鸣, 邓文龙, 等. 骨碎补总黄酮抗炎作用的实验研究 [J]. 中国天然药物, 2004, 2 (4): 232-234.

[10] 伍海昭, 陈海啸, 朱敏. 骨碎补总黄酮对去卵巢大鼠骨超微结构及脯氨酸羟化程度的影响 [J]. 中国骨伤, 2011, 24 (1): 48-50.

[11] 陈莉丽, 唐琪, 严杰. 骨碎补提取液对实验性牙槽骨吸收疗效的研究 [J]. 中国中药杂志, 2004, 29 (6): 549-553.

[12] 王重远, 刘莉, 任晓燕, 等. 骨碎补对链霉素耳毒性解毒作用的实验研究 [J]. 中华耳鼻咽喉科杂志, 1989, 24 (2): 79.

[13] 谢雁鸣, 秦林林, 于向东, 等. 六种黄酮对成骨细胞体外培养作用的比较研究 [J]. 中国中医基础医学杂志, 2005, 11 (9): 664-667.

熟 地 黄

(一) 本草记载

熟地黄为玄参科地黄属植物地黄的块根经加工炮制而成, 是临床上常用的中药之一。其在《中药学》中归类为补虚药, 具有补血滋阴、益精填髓的作用, 而痹证发病是因正虚邪侵, 属本虚标实、虚实夹杂之证, 故医家在临证处方之时多配伍熟地黄以达祛邪扶正之效。

根据 2020 年版《中华人民共和国药典》记载, 地黄主要分为鲜地黄、生地黄、熟地黄, 虽河南、山东、山西、陕西等地均有大量生产, 但以"古怀庆府"(今河南的温县、武陟、沁阳、孟州等地)一带的怀庆地黄栽培历史最长, 为地道产区。熟地黄味甘, 性微温, 入肝、肾经, 在临床上配伍运用具有补血滋阴、益精填髓的作用, 可用于血虚萎黄、心悸怔忡、月经不调、崩漏下血、腰膝酸软、骨蒸潮热、遗精盗汗、内热消渴、须发早白等疾患。

《本草图经》谓熟地黄"二月、八月采根，蒸三、二日令烂，曝干，谓之熟地黄"，但是书中并无对其功效及临床运用方面的阐述。实际上，历史上对熟地黄的功效及临床运用的认识并不晚于唐宋时期，据文献考究，在秦汉至宋金元时期，虽无熟地黄药名之谓，但已有不少医家对地黄进行炮制，如《金匮要略方论》中防己地黄汤条文记载"生地黄二斤，咬咀，蒸之如斗米饭久，以铜器盛其汁"，被后世医家认为是蒸法炮制熟地黄的雏形。又如南北朝时期雷敩的《雷公炮炙论》中，文中虽以生干地为名，但制法却与现代酒制熟地黄一般，"采生地黄，去白皮，瓷锅上柳木甑蒸之，摊令气歇，拌酒再蒸，又出令干。勿令犯铜、铁器"。这一时期的医家渐渐认识到，经过炮制后的地黄（虽仍以干地黄命名），功效有别，如甄权的《药性论》记述干地黄功效为"补虚损，温中下气，通血脉"，临床用于"治产后腹痛，主吐血不止"，又如陈藏器的《本草拾遗》中记载的"干地黄，《本经》不言生干及蒸干，方家所用二物别。蒸干即温补，生干即平宣。当依此以用之"，此时医家渐渐认识到熟地黄有别于干地黄的清热凉血、养阴生津，而具备温补、通血脉作用。

宋代之后，本草著作开始将生地黄、生干地黄、熟地黄分而论之，并且在临床实践中明确了熟地黄具有补肾填精、养血益阴、聪耳明目、乌须发、利血脉、安神定魄、退虚热、补脾阴等功效。《医学启源》论述熟地黄的临床运用，"补血虚不足，虚损血衰之人须用，善黑须发"，"益肾水真阴一也，和产后气血二也，去脐腹急痛三也，养阴退阳四也，壮水之源五也"。《雷公药性赋·用药须知》曰："熟地黄能补血，更治虚劳焦躁……止崩漏，安魂魄，治惊悸，补内伤。"吴仪洛在《本草从新》认为熟地黄具有"补脾阴，止久泻"功效。

（二）在痹证中的应用

熟地黄具有补血滋阴、益精填髓的功效，因此历代医家将其作为肾精不足和阴血亏虚的首选药。如明代的张景岳善用熟地黄，人称"张熟地"，通过合理的配伍组方，用熟地黄治疗多种疾病，极大地扩充了其应用范围。

而中医学中的痹证，医家多认为其病机在于"虚"，加之风、寒、湿、热等邪气入侵，致气血不畅，津液停滞，成痰成瘀，痹阻经络而成痹，加之病势缠绵，久病入络，因此在痹证的临床辨证中医家多注重扶正祛邪，将滋补肝肾、补气养血作为固本的治疗基础，在治疗痹证中常运用熟地黄来治病求本。

如王维德《外科证治全生集》的阳和汤，主治"鹤膝风，贴骨疽及一切阴疽"，方中重用熟地黄，滋补阴血，益精填髓，并配以血肉有情之品温补肾阳，两者合用具有温阳补血效果，适用于阳虚寒凝证患者。国家级名老中医鲁贤昌认为风湿性疾病虚为内因，合而为痹，气血不足是痹证发生的重要原因，且认为痹为阴邪，非温不化，临床常用阳和汤温阳补虚。临床学者邓寿华等人运用阳和汤治疗类风湿关节炎，通过统计分析得出阳和汤治疗类风湿关节炎有效。一项关于阳和汤治疗类风湿关节炎的 Meta 分析证实其临床疗效明显。国医大师朱良春先生认为风湿病多顽固难治，具有"久痛多瘀、久痛入络、久病多虚、久病及肾"的特点，顽痹的发生与卫阳不足、督脉亏虚、邪气入侵三者关系密切；肝主筋，肾主骨，筋骨有赖肝肾精血濡养，因此其经验方益肾蠲痹丸注重加入熟地黄、淫羊藿、骨碎补、当归等补肾精肝血之品，达到标本兼治的目的。广东省名中医陈纪藩教授认为顽痹后期多肝肾不足、精血亏虚，因此常配合熟地黄以求益阴和阳，对于晚期肌肉萎缩明显、僵直拘挛、行动受限、生活不能自理者，更是加重熟地黄用量。周兰认为痹证日久者,体内气血周流不畅,痰湿与瘀浊胶结,肝肾亏损而致顽痹,故有关节肿胀僵硬活动受限,甚者变形,故此期患者应注重养血活血、补益肝肾,自拟痹证Ⅲ号方重用熟地黄养血活血。

（三）现代药理学研究

现代药理学研究表明,熟地黄内含有多糖、5-羟甲基糠醛、梓醇、地黄素、氨基酸、地黄苷以及多种化学微量元素,具有调节机体免疫力、抗骨质疏松、抗氧化与抗衰老、抗突变及抑制肿瘤发展、促进造血功能、增强学习记忆能力、中枢抑制等效果。

1. 免疫调节作用

郑晓珂等发现熟地黄水提物和粗多糖均可显著促进刀豆蛋白 A 刺激前后小鼠胸腺及脾的淋巴细胞的增殖,提高上清液白细胞介素 -2、干扰素 -γ、白细胞介素 -4、白细胞介素 -5 水平,并呈现剂量依赖性关系。提示熟地黄提取物具有免疫增强作用,且发挥免疫增强作用的活性物质可能为熟地黄粗多糖,作用机制与其增强 T 淋巴细胞中 Th1 和 Th2 细胞因子的表达有关。而日本学者则发现熟地黄的醇提物能抑制小鼠溶血空斑形成细胞。国内学者用熟地黄醚溶性物质及非醚溶性物质进行了对小鼠免疫器官重量、碳廓清作用、抗 SREC 抗体 - 溶血素生成的影响等实验,结果只有醚溶性物质对小鼠外周血液中 T 淋巴细胞有明显的抑制作用。这些结果的不同,除了实验方法及技术上的局限性外,可能也与地黄的化学成分复杂有关。

2. 抗氧化与抗衰老

苗明三等应用 D- 半乳糖复制小鼠衰老模型,发现熟地黄多糖可显著提高血超氧化物歧化酶（SOD）、过氧化氢酶（CAT）及谷胱甘肽（GSH-PX）活力,降低血浆、脑匀浆及肝匀浆中过氧化物脂质（LPO）水平，说明熟地黄多糖有很好的抗氧化作用。另有研究发现，熟地黄能有效增加小鼠脑组织中的一氧化氮合酶（NOS）、超氧化物歧化酶活性成分含量，并减少丙二醛（MDA）、脂褐脂的含量，表明熟地黄可改善 D- 半乳糖衰老模型大鼠学习记忆能力，并能提高脑组织的抗氧化能力，并减缓脑细胞衰老的进程。

3. 抗突变及抑制肿瘤发展

梁颖等通过计算熟地黄多糖对环磷酰胺诱导的小鼠骨髓嗜多染红细胞微核实验、染色体畸变实验、姐妹染色单体交换实验的抑制率，发现熟地黄多糖具有良好的抗突变能力，其内在机制可能为通过抵抗诱变剂对染色体的损伤来达到对机体遗传物质的保护作用，避免突变的发生，最终起到抗肿瘤的作用。另有研究发现，熟地黄多糖能促进细胞凋亡，并具有一定的免疫调节作用，其机制可能与熟地黄多糖抑制转录活化因子信号转导通路、并进一步抑制凋亡抑制基因生存素等下游靶基因的表达有关。

4. 促进造血功能

中医学认为熟地黄具有补血养阴、益精填髓的功效，而现代药理学研究表明熟地黄能促进造血干细胞的增殖分化，刺激小鼠的造血功能，这可能也是中药熟地黄填精补血的作用机制之一。黄霞通过观察熟地黄多糖对不同血虚模型小鼠的影响，发现其对化学性损伤、放射性损伤等不同血虚模型的骨髓有核细胞下降均有拮抗作用，能促进小鼠造血干细胞的增殖、分化能力，具有促进造血功能。另有报道，在放血与环磷酰胺并用所致的血虚模型大鼠中，熟地黄多糖可提高模型大鼠外周血象，促进机体的造血功能。

5. 提高学习记忆能力

早期研究发现，熟地黄具有改善学习记忆障碍模型小鼠相关能力的作用,其潜在机制可能为降低脑组织胆碱酯酶活性、抑制铝离子在脑组织堆积。在此基础上,崔瑛在谷氨酸单钠(MSG)毁损下丘脑弓状核模型作为肾阴虚学习记忆障碍模型中,通过观察跳台法、Mirrio 水迷宫法、放免法中大鼠表现,发现熟地黄能明显改善 MSG 大鼠被动回避和空间记忆能力,抑制血浆皮质酮(CORT)含量和海马糖皮质激素受体 mRNA(GRmRNA)表达,抑制基础体温升高,其机制与抑制血浆 CORT 含量和海马 GRmRNA 表达有关。

6. 中枢抑制作用

崔豪等将昆明种小鼠分为对照组、地西泮组、熟地黄多糖组、熟地黄煎液组,通过小鼠自发活动实验、抗惊厥实验、镇静催眠实验,结果表明熟地黄煎液、熟地黄多糖均能够抑制小鼠的自发活动,缩短阈下剂量戊巴比妥钠诱导的小鼠睡眠潜伏期,延长睡眠时间,延缓异烟肼惊厥的发作潜伏期,减少动物死亡数,提示熟地黄煎液、熟地黄多糖对中枢神经系统具有抑制作用。

(四)毒理学研究

5- 羟甲基糠醛(5-HMF)是熟地黄质量控制的量化指标之一。经炮制过后其梓醇、糖类、苷类、5- 羟甲基糠醛等成分发生了明显变化,且随着蒸制次数的增加,梓醇的含量减少,5-HMF 的含量增加,据文献报道,地黄炮制成熟地黄后 5-HMF 含量增加 20 倍左右。作为糖的热降解产物,5-HMF 的药理及毒副作用尚无统一说法,有研究提示其对人体横纹肌和内脏有毒副作用,但大量研究证明 5-HMF 虽能使正常细胞内谷胱甘肽活性受到一定影响,但一般不会对人体造成严重的损害。

(五)总结

熟地黄具有补血滋阴、益精填髓作用,而中医学多认为痹证是本虚标实,虚实夹杂之病,临床辨证施治过程中,常用熟地黄治疗阴血不足或肾精不足的痹证;类风湿关节炎是一种以滑膜炎为特征的自身免疫性疾病,而药理学研究发现熟地黄具有调节免疫力、抗骨质疏松、抗氧化与抗衰老等作用,显示出其在治疗类风湿关节炎中的潜在作用。但其中的具体作用机制以及在临床中的适用性、安全性仍需进一步的实验研究和临床运用加以证明。

主要参考文献

[1] 于彩媛. 熟地黄功效与临床运用源流考证 [J]. 中国中医基础医学杂志, 2015, 21(8): 1009-1010.

[2] 陈利群. 鲁贤昌治疗类风湿性关节炎经验 [J]. 浙江中医学院学报, 2002(2): 41-42.

[3] 邓寿华, 钟克宣, 何伟平, 等. 阳和汤治疗类风湿性关节炎伴骨关节损伤 [J]. 长春中医药大学学报, 2017, 33(4): 593-596.

[4] 刘敏. 陈纪藩运用对药治疗痹证的经验 [J]. 中华中医药杂志, 2006, 21(10): 604-606.

[5] 周兰, 储玉侠. 中西医结合分期治疗类风湿关节炎 31 例 [J]. 辽宁中医杂志, 1997(4): 34.

[6] 郑晓珂, 侯委位, 段鹏飞, 等. 熟地黄提取物体外免疫调节作用实验研究 [J]. 中国药学杂志, 2012, 47(24): 1995-2000.

[7] 刘福君, 茹祥斌. 地黄及六味地黄汤(丸)的免疫药理及抗肿瘤作用 [J]. 中草药, 1996(2): 116-118.

[8] 安红梅, 史云峰, 胡兵, 等. 熟地黄对 D- 半乳糖衰老模型大鼠脑衰老的作用研究 [J]. 中药药理与临床, 2008(3): 59-60.

[9] 梁颖, 徐绍娜, 徐放, 等. 熟地黄多糖对环磷酰胺诱导小鼠的抗突变作用研究 [J]. 中医药信息, 2010, 27(4): 110-112.

[10] 董静, 孙阳, 吴勃岩, 等. 熟地黄多糖诱导肝癌细胞凋亡及对 STAT3

信号通路的影响[J].福建医科大学学报,2017,51(6):351-357.

[11] 崔瑛,房晓娜,王会霞,等.地黄不同炮制品补血作用研究[J].时珍国医国药,2009,20(1):20-22.

[12] 黄霞,刘杰,刘惠霞.熟地黄多糖对血虚模型小鼠的影响[J].中国中药杂志,2004(12):50-52.

[13] 崔瑛,颜正华,侯士良,等.熟地黄对毁损下丘脑弓状核大鼠学习记忆及下丘脑-垂体肾上腺-海马轴的影响[J].中药材,2004(8):589-592.

[14] 崔豪,冯静,崔瑛,等.熟地黄及其多糖中枢抑制作用研究[J].河南中医学院学报,2006(6):18-19.

[15] 黄霞,庆慧,王惠森,等.熟地水煎剂及其提取物对小鼠外周血象影响的比较研究[J].中成药,2002(2):35-37.

[16] 傅紫琴,王明艳,蔡宝昌.5-羟甲基糠醛(5-HMF)在中药中的研究现状探讨[J].中华中医药学刊,2008(3):508-510.

续　　断

(一)本草记载

续断为川续断科植物川续断的干燥根,产于湖北、四川、湖南等地,性微温,味苦、辛,甘,归肝、肾经,具有补肝肾、强筋骨、续折伤、止崩漏、安胎等功效,药用资源丰富,应用久远。

《神农本草经》将续断列为上品,记载:"主伤寒,补不足,金疮痈伤,折跌,续筋骨,妇人乳难,久服益气力。"《滇南本草》首次引入川续断科植物作为续断入药,曰:"续断一名鼓槌草,又名和尚头。"其中记载:"性温,味苦微酸,能补肝肾,强筋骨,走经络。"《本草纲目》中记载续断主治刀伤、痈疡、折跌,能续筋骨,亦治妇女崩中漏血,破癥结瘀血。《本草害利》中记载其:"味苦辛微温,补肝肾,通血脉,理筋骨,主劳伤,暖子宫,缩小便,止遗泄,破瘀血,腰痛、胎漏、崩带、肠风、血痢痔毒,又主金疮折跌,止痛生肌,痈肿宜收,胎产莫缺。"

（二）在痹证中的应用

《普济本事方》续断丸：川续断、萆薢、当归、附子、防风、天麻、乳香、没药、川芎，治风湿四肢浮肿，肌肉麻痹，甚则手足无力，筋脉缓急。《普济本事方》增损续断丸：续断、薏苡仁、丹皮、山芋、桂心、白茯苓、黄芪、山茱萸、石斛、麦冬、干地黄、人参、防风、白术、鹿角胶，治荣卫涩少，寒湿从之痹滞，关节不利而痛者。《普济本事方》思仙续断丸：杜仲、五加皮、防风、薏苡仁、羌活、川断、牛膝、萆薢、熟地黄，治肝肾风虚气弱，脚膝不可践地，腰脊疼痛，风毒流注下经，行正艰难，小便余沥。此药补五脏内伤，调中益精凉血，坚强筋骨，益智轻身耐老。《魏氏家藏方》续断散：续断、牛膝，可治老人风冷，转筋骨痛。《妇人大全良方》三痹汤：川续断、杜仲、防风、桂心、华阴细辛、人参、白茯苓、当归、白芍药、甘草、秦艽、生地黄、川芎、川独活、黄芪、川牛膝，可治气血凝滞的手足拘挛、肢体不遂、手指无力等。《扶寿精方》续断丸：续断、补骨脂、牛膝、木瓜、杜仲、萆薢，治腰痛并腿酸脚软。《鸡峰普济方》续断煎丸：续断、牡丹、山药、泽泻、山茱萸、石斛、五味子、白茯苓、麦冬、桂、人参、阿胶、防风、白术、熟地黄，治湿痹，肾关不利，腰脚等病。续断类方虽组成有所不同，但功效大同小异，主要治疗肾虚精亏，感受风湿之痹证，表现为腰脊脚膝疼痛，肌肉麻痹，手足无力。

（三）现代药理学研究

现代研究表明川续断的化学成分比较复杂，主要含有三萜皂苷、生物碱、环烯醚萜、挥发油和其他类成分，其中含量较高的是三萜皂苷和环烯醚萜，这两类成分也是续断研究的热点。此外还有胡萝卜苷、β- 谷甾醇、蔗糖、正三十二烷酸、正二十五烷酸和 Ca、Fe、Mg、Mn、Zn、Cu 等微量元素。其药理作用主要有抗炎抗菌、调节免疫、促进成骨、抗氧化抗衰老等。

1. 抗炎、抗菌作用

王一涛等发现用续断 70% 乙醇提取物 10g、20g 及 40g(生药)/kg 灌服,能显著抑制大鼠蛋清性脚肿胀、二甲苯所致小鼠耳部炎症、醋酸所致小鼠腹腔毛细血管通透性亢进以及纸片所致肉芽组织增生。马强发现续断挥发油对金黄色葡萄球菌有较强的抑菌能力,动物实验表明具有明显的生理活性。

2. 调节免疫功能

石扣兰等通过研究发现续断水煎液 20g/kg 对小鼠进行灌胃,能延长小鼠负重游泳持续时间,提高小鼠耐缺氧能力,促进小鼠腹腔巨噬细胞的吞噬功能。王一涛等发现续断对机体单核吞噬细胞功能有一定促进作用,能显著增强机体体液免疫功能,对胸腺与脾脏重量无明显影响,却可显著抑制二硝基氯苯(DNCB)诱发的小鼠迟发型超敏反应。

3. 调节骨代谢

程志安等通过实验证明续断水煎液高中低剂量组能显著促进成骨细胞增殖,增加碱性磷酸酶的表达及矿化结节形成的数量,促进成骨细胞骨钙素和 I 型前胶原 mRNA 的表达。郑志永等研究了续断苷对成骨细胞增殖和分化作用,发现当续断苷培养液浓度为 $1\mu g/ml$、$10\mu g/ml$、$100\mu g/ml$ 时成骨细胞有较强的增殖能力,当续断苷培养液浓度为 $10\mu g/ml$、$100\mu g/ml$ 时细胞培养液中 ALP 含量显著升高,说明浓度适宜的续断苷培养液可促进骨细胞的增殖能力、促进成骨细胞的分化从而促进成骨形成。郭昭庆等研究了氟化钠和续断组分对成骨细胞增殖的影响,结果显示续断 95% 乙醇提取物 $1\sim100\mu g/ml$ 浓度对成骨细胞增殖明显,且其效应随浓度递增而递增,续断 50% 乙醇提取物只在 $100\mu g/ml$ 时促增殖效应明显,其效应强度低于同浓度的 95% 乙醇提取物组。卿茂盛等观察续断对大鼠去卵巢骨质疏松性骨折模型骨折愈合中生物力学性能的影响,结果发现续断能改善骨质疏松性骨折愈合骨痂的生物力学性能,具有一定的促进骨折愈合的作用。

4. 其他作用

龚晓健等利用未孕小鼠、妊娠大鼠及小鼠的离体子宫研究川续断作用,结果发现,川续断浸膏、总生物碱、挥发油都可显著降低离体大鼠及小鼠子宫的收缩活性,对妊娠小鼠作用强于未孕小鼠;浸膏与挥发油并能显著抑制妊娠小鼠子宫的自发收缩频率;总生物碱另可显著降低妊娠大鼠子宫紧张度。钱亦华等研究结果提示川续断和维生素 E 对淀粉样前体蛋白在神经元的过度表达有明显的抑制作用,并且可以改善大鼠学习记忆力。王一涛等发现续断能影响大鼠血清 SOD 活力,和小鼠肝匀浆 LPO 含量,表明续断具有显著抗氧化作用,能增强机体抗氧化酶活性,减轻脂质过氧化程度。

(四)毒理学研究

续断的毒理学研究相对较少,在临床用药中较少出现不良反应的报道。

主要参考文献

[1] 刘二伟,吴帅,樊官伟. 川续断化学成分及药理作用研究进展 [J]. 中华中医药学刊,2010,28(7):1421-1423.

[2] 张永文,薛智. 川续断的化学成分研究 [J]. 药学学报,1991(9):676-681.

[3] 杨尚军,吴知行,左春旭. 川续断化学成分的研究 [J]. 中草药,1996(11):653.

[4] 赵春桂,司世麟,高薇,等. 6 种安胎中草药微量元素的光谱测定 [J]. 中国中药杂志,1990(5):43-44.

[5] 王一涛,王家葵,杨奎,等. 续断的药理学研究 [J]. 中药药理与临床,1996(3):20-23.

[6] 郭昭庆,党耕町,王志国. 氟化钠及续断组分对成骨细胞增殖的影响 [J]. 中华骨科杂志,1998(2):18-21.

[7] 卿茂盛,陈小砖,邹志鹏. 续断对大鼠骨质疏松性骨折愈合影响的生物力学实验研究[J]. 中国医学物理学杂志,2002(3):159-160,168.

[8] 钱亦华,胡海涛,杨杰,等. 川续断对 Alzheimer 病模型大鼠海马内淀粉样前体蛋白表达的影响[J]. 中国神经科学杂志,1999(2):47-51.

天 山 雪 莲

(一)本草记载

天山雪莲,又称大苞雪莲,是一类生长在亚洲中部高寒地带的菊科风毛菊属植物,主产自新疆的天山雪莲为药用之正品。天山雪莲性温热而味苦,归肝、肾经,具有温阳散寒、祛风除湿、活血化瘀的功效,广泛用于治疗风湿病与妇科疾病,如关节炎、痛经及月经不调等。

现存最早且较为全面的天山雪莲药用记载见于清代《本草纲目拾遗》,书中曰:"产伊犁西北及金川等处大寒之地,积雪春夏不散,雪中有草,类荷花……浸酒则色微红,彼处土人服之,为助阳要药……取以酿酒,倍增春色,盖阴极而阳生之意耳。"《新疆中草药手册》亦记载:"通经活血,强筋骨,促进子宫收缩。治风湿性关节炎,妇女小腹冷痛,闭经,胎衣不下,麻疹不透,肺寒咳嗽,阳萎。"

(二)在痹证中的应用

痹证是一种因风、寒、湿、热等外邪侵袭人体,闭阻经络而致气血运行不畅的病证,主要临床表现为筋骨、关节的疼痛肿胀、麻木重着、屈伸不利等,西医学的类风湿关节炎、骨关节病、痛风性关节炎等均归属该范畴。在中医内科学中,痹证可分为风寒湿痹证、风湿热痹证、寒热错杂证、痰瘀痹阻证、气血虚痹证、肝肾虚痹证等 6 种基本证型。

天山雪莲以其性温热，具温补肾阳、散寒祛湿、活血化瘀的功效，常用于肝肾虚痹证、风寒湿痹证、痰瘀痹阻证的治疗。与其他传统中药不同，天山雪莲在维医中常常单用煎服或泡制药酒，其用量为 3~6g，在传统中医古籍中少有君臣佐使的方剂组成。

《古今名方》中记录雪莲花可用于泡制药酒，其组成及制作方法为："雪莲花 500g，木瓜、桑寄生、党参、芡实各 50g，杜仲、当归、黄芪各 40g，独活 35g，秦艽、巴戟天、补骨脂各 25g，黄柏、香附各 20g，五味子、鹿茸各 15g，共研为粗末，加入白酒 15 000g，密闭浸泡 25~30 日，去渣，再加冰糖 1 500g，浸化过滤，即得。"全方以补肾壮骨、益气生精、祛风除湿为主，解发良教授曾使用该方治疗老年顽固性风湿病一例，疗效颇佳。

有学者在四妙丸基础上加用天山雪莲等中药创制雪莲痛风康汤（组方为天山雪莲、知母、黄柏、苍术、牛膝、薏苡仁、车前子、土茯苓、绞股蓝、葛根、忍冬藤、白芍、甘草），并以此治疗痛风性关节炎急性发作期 32 例，发现该方可有效抑制炎症反应，控制痛风性关节炎急性发作，减轻受累关节肿痛程度，且具有一定的降低血尿酸作用，其在急性期的抗炎效果明显优于秋水仙碱。

陈英、姜泉等在甲氨蝶呤基础上对 54 例类风湿关节炎（寒湿痹阻证）患者使用复方雪莲胶囊（组方为天山雪莲、醋延胡索、羌活、制川乌、独活、制草乌、木瓜、香加皮），发现加用复方雪莲胶囊治疗可有效改善患者疼痛症状、降低疾病活动度、提高生活质量。

陈慕芝、照日格图等使用雪莲口服液（组方包括雪莲花、当归、丹参、天冬等）治疗风寒湿阻、痰瘀互结、肾虚寒凝证的类风湿关节炎 30 例，发现雪莲口服液可改善类风湿关节炎患者关节疼痛肿胀、晨僵、压痛等症状,提示天山雪莲对风寒湿痹证、痰瘀痹阻证、肝肾虚痹证这3种痹证基本证型有确切疗效。

此外,天山雪莲也可被提取纯化、制为注射液使用,杨傲飞等将雪莲注射液与关节镜手术相结合治疗老年性膝骨关节炎,发现其术后 Lysholm 评分优于玻璃酸钠注射液组,能达到持续抗炎、修复关节软骨、缓解膝关节病变的作用。

(三)现代药理学研究

天山雪莲的化学成分复杂,目前已有超过70种化合物被单独提取纯化,主要为苯丙素类、黄酮类、香豆素类、木脂素类及倍半萜类等,其中芦丁(黄酮类)和绿原酸(苯丙素类)含量较多。近来研究表明,天山雪莲及其提取物具有抗炎镇痛、免疫调节、骨保护等药理作用,广泛用于类风湿关节炎、骨关节炎等关节病的治疗。

1. 抗炎镇痛

(1)抗炎作用:类风湿关节炎是一种以滑膜炎及骨质侵蚀破坏为主要病变的慢性自身免疫炎症性疾病,炎症的发生通常表现为局部的红肿热痛、功能障碍,以及血液中炎症相关因子的变化。佐剂性关节炎模型与胶原诱导性关节炎(collagen induced arthritis, CIA)模型是常用的 RA 动物模型。

苏丹等对 AA 模型大鼠给予天山雪莲水煎剂,定期测量其关节肿胀度,检测血清 TNF-α、IL-1β 和 IL-6 等炎症因子,结果发现给予天山雪莲的模型大鼠关节肿胀度有所减轻,血清 TNF-α 等炎症因子水平均有所下降。王双佳等在 CIA 模型大鼠进行类似实验,发现连续给予天山雪莲可抑制模型鼠的炎症细胞浸润和滑膜增生,降低其血清 RF 和 CRP 水平,减缓关节破坏。二甲苯(xylene)涂抹致动物耳郭肿胀和角叉菜胶(carrageenan)皮下注射致动物足部肿胀,为常用的制备急性炎症动物模型方法。已有研究发现,对该急性炎症模型大鼠,口服或局部注射雪莲提取物均有较强的抑制急性炎症作用,可有效降低大鼠的耳部及足爪肿胀程度。脂多糖(lipopolysaccharides,LPS)可诱导巨噬细胞分泌一氧化氮(nitric oxide,NO),促进炎症反应的发生。3,4-二羟基甲苯(3,4-dihydroxytoluene,DHT)是黄酮类物质芦丁的代谢产物。有学者发现对 RAW264.7 巨噬细胞给予 DHT 后可下调诱导型一氧化氮合酶(inducible nitric oxide synthase,iNOS)与环氧合酶 2(cyclooxygenase 2,COX-2)的表达量,进而明显降低细胞上清液中 NO 含量,达到炎症抑制效应。

天山雪莲中起到抗炎效应的化合物可能为黄酮类,天山雪莲及其黄酮类化合物通过抑制 iNOS、COX-2 的表达,减少 TNF-α、IL-1β 和 IL-6 等促炎细胞因子的产生,降低炎症介质水平,达到抗炎作用,对急性或慢性炎症均有抗炎效应。

(2)镇痛效应:将醋酸腹腔注射于实验动物后将产生扭体反应,以此可制作化学致痛模型,而镇痛药物可对抗该反应。有学者对产生扭体反应的小鼠给予雪莲提取物后,其扭体反应程度降低,提示雪莲提取物可对抗化学疼痛;热板法是常用的物理致痛方法,对小鼠给予雪莲提取物,并将其置于热板上,发现雪莲组小鼠的舔后足潜伏期较空白组延长,提示雪莲对物理性致痛也有较高的镇痛活性。此外,摄取雪莲提取物的疼痛模型小鼠血浆中可检测出黄酮类、香豆素和木质素等化学物质,提示可能是这些物质在镇痛效应中起主要作用。

2. 免疫调节作用

胸腺和脾脏是重要的免疫器官,胸腺是 T 细胞分化成熟的场所,而成熟的 T 细胞、B 细胞主要定居于脾脏与外周淋巴组织。李好等以 BALB/c 小鼠原代脾免疫细胞为模型,检测不同的天山雪莲提取物对 BALB/c 小鼠原代脾细胞增殖及对其分泌 TNF-α 的影响。结果发现天山雪莲醇提物对原代脾细胞具有一定的增殖抑制效应,并下调 TNF-α 的分泌,达到免疫抑制的效果,而天山雪莲水提物则无明显的免疫抑制作用。贾景明等对小鼠灌胃给予天山雪莲培养物,观察天山雪莲培养物对迟发型超敏反应的影响。结果显示,低中剂量的天山雪莲培养物(75mg/kg、150mg/kg)便对小鼠非特异性免疫功能有一定抑制作用;高剂量的天山雪莲培养物(300mg/kg)可对小鼠迟发超敏反应有抑制效应。除此之外,杨伟鹏等发现野生或培养的雪莲总黄酮均具有明显的免疫抑制作用,可干扰小鼠 T 细胞、B 细胞的转化。

慢性力竭性疲劳动物其免疫功能往往降低,表现为脾与胸腺功能减退、B 细胞增殖减少等,对此类模型小鼠灌喂天山雪莲提取物后,则可提高脾和胸腺的脏器系数,增加脾脏 B 细胞数,改善其免疫功能。环磷酰胺可导致小鼠处于免疫抑制状态,对免疫抑制小鼠给予天山雪莲黄酮总苷,可提高淋巴细胞转化率,促进其免疫功能的恢复。

以上研究表明,天山雪莲及其部分提取物有一定的双向免疫调节作用,可对免疫细胞产生增殖抑制效应,降低迟发型超敏反应,也可刺激免疫功能降低的小鼠淋巴细胞增殖与转化,维持免疫系统平衡,其具体有效成分及作用机制尚需进一步深入研究。

3. 调节骨代谢作用

(1)抑制骨吸收:王南等使用核因子 κB 受体活化因子配体(receptor activator of nuclear factor kappa-B ligand, RANKL)将小鼠巨噬细胞 RAW264.7 诱导分化为破骨细胞,并加入天山雪莲培养物,发现一定浓度的天山雪莲培养物可通过下调三碘甲状腺原氨酸受体辅助蛋白(triiodothyronine receptor auxiliary protein, TRAP)和基质金属蛋白酶 9(matrix metallopeptidase 9,

MMP9）的表达，抑制 RAW264.7 细胞分化为成熟的破骨细胞，降低破骨细胞活性，并且可破坏已分化的破骨细胞的细胞膜，促进其凋亡，最终抑制破骨细胞的骨吸收作用。

（2）促进骨形成：雌性哺乳动物卵巢功能衰退或切除后常因内分泌系统失调而导致骨量减少，发生骨质疏松。王怡薇等对卵巢切除大鼠给予雪莲细胞培养物，发现与对照组相比，给予各剂量的雪莲细胞培养物均可明显增加大鼠骨钙含量，提高股骨骨密度。

王彦礼等在人成骨肉瘤细胞 MG-63 的培养中加入天山雪莲愈伤组织提取物，发现加入提取物后可显著促进 MG-63 细胞增殖，维持其细胞膜稳定性，并促使其分化成熟，提高骨基质矿化水平，进一步的研究提示天山雪莲或是通过 p38 丝裂原活化蛋白（p38 mitogen-activated protein，p38MAPK）通路，调控骨保护素（osteoprotegerin，OPG）和 RANKL 基因的表达，进而促进其细胞分化与矿化，促进骨形成。

（3）促进骨髓干细胞增殖，保护软骨组织：骨髓间充质干细胞（bone marrow-derived mesenchymal stem cells，BMSCs）是骨与软骨组织的分化来源。张爱国等研究发现，雪莲花醇提液可促进大鼠 BMSCs 增殖，同时，在给予雪莲花醇提液后可提高在 TGF-β_1 对 BMSCs 的诱导水平，分化产生更多软骨细胞。

关节软骨组织可缓冲关节活动中的冲击，软骨的缺损最终可导致骨性关节炎的发生。许刚等研究雪莲注射液对兔关节软骨细胞代谢的影响，发现当雪莲注射液在其有效成分总黄酮于 2.5~50μg/ml 的浓度范围内时可显著促进软骨细胞蛋白多糖、蛋白质、DNA 的合成，具有一定的软骨保护作用。

天山雪莲或有调节骨吸收 - 骨形成平衡、保护软骨的作用，但目前国内外的研究主要局限在细胞及动物水平，尚未进行相关临床研究,仍需进一步的研究以明确其具体机制与对人体的作用效应。

(四)毒理学研究

1. 临床前安全性试验

有文献报道天山雪莲的乙醇提取物腹腔注射的半数致死量(LD_{50})为($53.64 \pm 5.44g$)/kg,而贾景明等对小鼠给予天山雪莲培养物一次性灌胃,发现小鼠最大耐受量相当于311.52g/kg生药量,小鼠给药后出现静卧现象,但给药3小时后基本恢复正常自主活动,连续观察14天,小鼠生长状态良好,未见毒性反应及动物死亡发生;对大鼠进行长期毒性试验,每日给药剂量分别为50g/kg、100g/kg与200g/kg(分别相当于人体临床用量的21.7倍、43.5倍与87倍),连续给药3个月,大鼠生长状况良好,无动物死亡,且给药3个月后大鼠的血常规、肝功能、肾功能等未见异常,解剖及病理提示其各内脏组织未见病理性改变。可见天山雪莲培养物在该剂量与条件下对小鼠和大鼠均无明显毒性反应。孙玉华等对雪莲注射液进行长期毒性试验,每日对大鼠使用雪莲注射液分别肌注0.57ml/kg、1.14ml/kg、2.28ml/kg(分别相当于人体临床用药的10、20、40倍),连续给药45天,发现给药期间各剂量组大鼠的生活状态正常,亦无出现大鼠死亡,45天后测定大鼠血常规与血生化,并对各内脏组织进行病理学观察,结果均无明显异常。李勇等为进一步确定雪莲注射液的安全性,对其进行临床前试验:发现雪莲注射液在溶血性实验未发生溶血现象;使用雪莲注射液对实验兔进行肌注,注射部位肌肉未出现刺激反应;对昆明种小鼠进行急性毒性试验,最大剂量腹腔注射(40ml/kg,为临床用药600倍以上)后连续观察1周,发现小鼠无死亡,其外观、行为等无异常;对豚鼠进行腹腔内注射,无过敏反应发生。

2. 禁忌证与不良反应

（1）禁忌证：天山雪莲具有活血祛瘀的功效，妊娠期应慎用禁用。现代药理学研究发现天山雪莲乙醇提取液可提高雌性小鼠雌二醇（E_2）、促卵泡素（FSH）和促黄体素（LH）水平，促进离体子宫平滑肌收缩。有研究者发现天山雪莲水煎液过量口服或腹腔注射均可导致各孕期小鼠的妊娠终止。因此，天山雪莲或可使怀孕子宫过度收缩，导致妊娠终止，在众多医药古籍及药典中亦均注明孕妇禁用。

（2）不良反应：临床过程中，除妊娠期外，常规剂量下使用天山雪莲无明显副作用，在大剂量使用的情况下可能出现急性毒性反应，主要表现为心律失常、低血压、肢体麻木、恶心、严重者甚至呈现中枢深度抑制状态等心血管及神经系统症状。目前有文献报道临床使用雪莲注射液后出现过敏反应的病例仅为 2 例，患者主要表现为流泪流涕、喷嚏、呼吸困难及皮疹等症状，使用马来酸氯苯那敏（扑尔敏）、氢化可的松等药物后其过敏症状逐渐消失。

以上研究提示，除孕期外，天山雪莲及雪莲注射液对常用实验动物无明显毒性及过敏反应，临床用药中发生过敏现象亦较罕见且易控制。在正常剂量内，天山雪莲是一种较为安全可靠的中药。

主要参考文献

[1] 陈英, 倪爽爽, 姜泉. 复方雪莲胶囊治疗类风湿性关节炎（寒湿痹阻证）随机、双盲、阳性药平行对照、多中心临床研究 [J]. 内蒙古中医药, 2016（14）: 94.

[2] 杨傲飞, 邹季, 任婕, 等. 雪莲注射液联合关节镜手术治疗老年膝骨关节炎临床研究 [J]. 湖北中医药大学学报, 2018（2）: 84-87.

[3] 李妤, 徐建国, 周佳, 等. 天山雪莲调节免疫的有效物质群探索 [J]. 武

汉大学学报(医学版),2012,33(4):475-478.

[4] 贾景明,吴春福.天山雪莲培养物对小鼠免疫功能的影响[J].中华中医药杂志,2007(4):238-240.

[5] 黄庆军,刘惠敏,甘露,等.雪莲对力竭性游泳小鼠行为和免疫功能的影响[J].中国行为医学科学,2004(1):18-20.

[6] 范桂香,任会勋,袁育康,等.雪莲黄酮总甙对小鼠免疫功能的影响[J].西安医科大学学报(中文版),1996(4):452-454.

[7] 王南,唐琴,姬芳玲,等.天山雪莲细胞培养物对RANKL诱导破骨细胞的影响[J].中成药,2016,38(1):1-6.

[8] 李君山,蔡少青.雪莲花类药材的化学和药理研究进展[J].中国药学杂志,1998(8):3-6.

炙　甘　草

(一)本草记载

甘草为豆科植物甘草的干燥根和根茎,始载于《神农本草经》,作为传统中药已有上千年的应用历史,其味甘、偏凉,具有泻火解毒、化痰止咳的功效。蜜炙甘草是在宋代《太平惠民和剂局方》之后才逐步被应用的。甘草经蜜制后,所含化学成分的含量与甘草相比有所变化,如甘草苷和甘草酸含量下降,同时产生糠醛衍生物等化学成分。通过"蜜炙",能提高甘草的润性,增强其补益的功能。

《神农本草经》中记载:"甘草,味甘、平。主五脏六腑寒热邪气,坚筋骨,长肌肉,倍力,金疮肿,解毒。"《本草纲目》中记载:"甘平无毒。通入于足十二经。解小儿胎毒、惊痫,降火止痛。甘草外赤中黄,色兼坤离,味浓气薄,资全土德,协和群品,有元老之功,普治百邪,得王道之化……可谓药中之良相也。"《药性论》中记载:"主腹中冷痛,治惊痫,除腹胀满补益五脏;制诸药毒;养肾气内伤,令人阴(不)痿;主妇人血沥腰痛；虚而多热，加而用之。"《雷公炮炙论》："凡使甘草，须去头尾尖处，用酒浸蒸，从巳至午出，暴干，细锉使。一斤用酥七两，涂上炙，酥尽为度。又先炮令内外赤黄用良。"

（二）在痹证中的应用

《伤寒论》甘草附子汤用炙甘草、炮附子、白术、桂枝，治疗风寒湿盛、内外阳气皆虚所致的骨节疼烦掣痛、不得屈伸者，炙甘草搭配炮附子以缓急止痛。《伤寒论》乌头汤用川乌、炙甘草、麻黄、芍药、黄芪，治疗寒湿留滞炙关节筋骨、痹阻经脉、气血运行不畅导致的关节剧烈疼痛不能屈伸，方中用炙甘草搭配芍药，酸甘柔筋、缓急止痛，同时能防止乌头、麻黄两药过于温热而伤阴，是为有制之方。《伤寒论》麻杏苡甘汤用麻黄、杏仁、薏苡仁、炙甘草，治疗风湿痹证中周身发热、有时汗出、身痛难以屈伸、傍晚疼痛加重者，因其有表实，炙甘草搭配麻黄微发其汗。《伤寒论》炙甘草汤用炙甘草、生姜、桂枝、人参、生地黄、阿胶、麦冬、麻仁、大枣。主要治疗心痹之证，寒、湿、热等邪侵及形体，阻痹经气，复感于邪，内舍于心，久之损伤心气脉络，心脉运行失畅。《嵩崖尊生书》甘草汤用甘草、白术、桂枝、炮附、秦艽。主治痛痹属寒，身痛觉骨节冷。

东汉医家张仲景可谓最早擅用甘草者，《伤寒论》中就提出了甘草附子汤、麻杏苡甘汤、乌头汤三首治痹要方，另外还有芍药甘草汤和营止痛。温病派医家治痹证运用甘草者，叶天士用其甘温、补益气血，薛雪用其甘温补益，两者治疗痹证方法相似，均为扶补正气，尤以温补气血为主。

（三）现代药理学研究

现代研究表明炙甘草中主要化合物有甘草酸、甘草次酸等三萜类，甘草苷、甘草素等二氢黄酮类以及异甘草素等查尔酮类成分,具有镇痛、抗炎、抗心律失常、调节免疫、镇咳平喘等药理作用。

1. 镇痛作用

彭智聪等通过热板法和醋酸扭体法实验观察甘草不同炮制品对小鼠痛阈的影响,结果显示炙甘草有显著的止痛作用。与生甘草相比,炙甘草止痛效果非常显著,说明甘草经炮制后药效物质发生了变化,证明甘草蜜炙后缓急止痛作用增强。

2. 抗炎作用

甘草查尔酮 A 对二甲苯引起的小鼠耳肿胀也有一定的抑制作用,可能是甘草抗炎作用物质基础之一。Kim 等也证实炙甘草对组织型纤溶酶原激活物 t-PA 诱导的急性炎症和胶原诱导的关节炎小鼠的抗炎作用强于生甘草。异甘草素通过抑制巨噬细胞产生 PEG_2 和 IL-6 发挥抗炎作用。

3. 抗心律失常作用

甘草总黄酮等是甘草抗心律失常的主要物质基础,能够拮抗乌头碱、毒毛旋花子苷等药物引起的心律失常,保护心肌收缩,具有明显的抗心肌缺血活性。炙甘草对缺血再灌注、低钾、低镁等引起的心律失常均有良好的治疗作用,能缩短 $BaCl_2$ 诱发大鼠心律失常的时间,显著减慢心率,并随药量增加作用增强。

4. 调节免疫作用

张恒斌等观察甘草饮片蜜炙前后对小鼠离体脾淋巴细胞转化增殖能力的影响,甘草生炙饮片免疫活性存在明显差别,蜜炙后免疫活性增强,其中多糖成分是甘草的主要免疫活性成分。不同浓度甘草多糖对小鼠 T 细胞 E_2 玫瑰花环形成率的影响表明,小鼠接受甘草多糖注射液处理后,细胞免疫功能提高。通过小鼠碳粒廓清法实验发现炙甘草对非特异性免疫功能的改善作用强于生甘草。

5. 镇咳平喘作用

甘草及其提取物具有镇咳、祛痰、平喘以及抗呼吸道病原体等作用。通过灌胃小鼠生甘草和炙甘草水煎液,观察浓氨水所致小鼠咳嗽,发现生、炙甘草均能够显著延长小鼠咳嗽潜伏期,减少咳嗽次数,但生甘草作用强于炙甘草;给小鼠皮下注射酚红,观察甘草的祛痰作用,结果表明甘草炮制后祛痰作用明显减弱。还有研究发现甘草黄酮呈剂量依赖方式抑制辣椒素引起的豚鼠咳嗽反射。

(四)毒理学研究

现代药理实验证明,甘草具有留钠排钾的作用,长期服用可能会导致水肿现象的产生。甘草还可抑制皮质醇的转化,从而导致血压上升和低钾血症。根据中药传统配伍禁忌"十八反",炙甘草不适宜与大戟、芫花、甘遂等同用。甘草与甘遂对药煎煮比单药煎煮时的甘草酸单铵盐提取量升高了 14.98%。甘草可以抑制细胞色素 CYP3A2 的活性,造成大戟有毒成分积聚,毒性明显;甘草对细胞色素 CYP2E1 活性诱导的能力较大戟强,两者配伍使用时,甘草可促使大戟毒性成分的转化,加剧其对机体的毒性作用。甘草能明显诱导肠道 P 糖蛋白活性,与海藻、大戟、芫花合用后甘草对 P 糖蛋白活性的诱导作用被拮抗,该作用可能导致药物毒性成分外排减少,肠组织损伤加剧,提示一些有毒中药与甘草合用后,肠组织 P 糖蛋白活性的改变可能引起减效或增毒的相反效应。

主要参考文献

[1] 李德华,李德宇,李永光. 甘草化学成分与药理作用研究进展 [J]. 中医药信息,1995(5):31-35.

[2] 周倩,孙立立. 蜜炙对甘草化学成分影响研究 [J]. 中国药学杂志,

2013, 48（10）: 768-772.

[3] 孙付军, 周倩, 王春芳, 等. 甘草炮制前后药效学比较 [J]. 中国实验方
剂学杂志, 2010, 16（14）: 115-118.

[4] 彭智聪, 鲁汉兰, 易生富. 甘草蜜炙后对小鼠的止痛作用 [J]. 中国中
药杂志, 1989（8）: 22-23.

[5] 王明喜, 石志强. 生甘草炙甘草临证应用考辨 [J]. 实用中医内科杂
志, 2005（4）: 383.

[6] 胡小鹰, 彭国平, 陈汝炎. 甘草总黄酮抗心律失常作用研究 [J]. 中草
药, 1996（12）: 733-735.

[7] 李美平, 何承敏, 胡继鹰, 等. 甘草汤对大鼠心肌缺血再灌注损伤的影
响 [J]. 湖北中医药大学学报, 2011, 13（1）: 9-11.

[8] 刘艳明, 王雪芳, 张晓云. 炙甘草汤对低镁诱发豚鼠心律失常的电生理
影响 [J]. 陕西中医, 2009, 30（6）: 734-735.

[9] 夏炎兴, 杨秋美, 徐雯燕, 等. 炙甘草抗心律失常的实验研究 [J]. 中国
中医药科技, 1994（4）: 25-29+2.

[10] 朱一亮, 谢强敏, 陈季强, 等. 甘草黄酮对辣椒素诱导豚鼠咳嗽反射
的抑制作用 [J]. 中草药, 2006（7）: 1048-1051.

[11] 张玉龙, 王梦月, 杨静玉, 等. 炙甘草化学成分及药理作用研究进展
[J]. 上海中医药大学学报, 2015, 29（3）: 99-102.

[12] 段秀俊, 王嘉琛, 叶花, 等. 基于主要毒效成分的十八反药对甘草
与甘遂及其在甘遂半夏汤的配伍研究 [J]. 时珍国医国药, 2018, 29
（4）: 849-851.

[13] 张腾, 梁策, 佟继铭, 等. 大戟反甘草的研究进展 [J]. 承德医学院学
报, 2016, 33（3）: 241-243.

[14] 麻智祥, 丁岩, 俞辰亚代, 等. "藻戟遂芫"与甘草合用对肠组织 P 糖
蛋白转运功能的影响 [J]. 南京中医药大学学报, 2016, 32（4）: 352-
355.

第五节 黄清春论治痛风学术思想

痛风（gout）是单钠尿酸盐沉积在关节囊、滑囊、软骨、骨质和其他组织中而引起的病损及炎性反应，与嘌呤代谢紊乱和/或尿酸排泄减少所致的高尿酸血症直接相关，主要病理变化包括急性发作性关节炎、痛风石形成、痛风石性慢性关节炎、尿酸盐肾病和尿酸性尿路结石等。好发于40岁以上男性，首发部位多见于第一跖趾关节，也可发生于其他较大关节，尤其是踝部与足部关节。中医学对"痛风"的认识已有两千多年的历史。据现存中医古文献记载，"痛风"一词最早记载于梁代陶弘景的《名医别录》，书中云"独活，微温，无毒。主治诸贼风，百节痛风无久新者"。在明清以前，由于历代医家对本病病因病机以及症状的认识各有所侧重，对痛风的命名也多有不同，如痛痹、白虎历节、痛风等。直到金元时期，朱丹溪在《格致余论》中明确提出"痛风"之称，并对其作了进一步阐述。

一、岭南痛风发病的特点

从地理的角度，岭南地处北回归线两侧，是较接近赤道的地带，包括广东、海南及广西地区，可辐射至东南亚部分国家，其中广东地区为主体，是岭南医学的发祥地和学术中心。地理上岭南地卑土薄，阳气开泄，又北倚五岭（大庾岭、骑田岭、都庞岭、萌渚岭、越城岭），南临海洋，形成了与中原阻隔的天然屏障，这是岭南地区瘴气、疫病、蛇虫咬伤等疾病高发的原因之一，也是中草药、矿物药、海洋药和海外药物资源丰富的有利条件。

岭南地区海洋气候与内陆气候交汇，属热带亚热带气候；

全年气温高、雨多雾重、湿度大；终年不见霜雪，四季划分不明显，在气候意义上，岭南地区只有三个季节而无冬季。岭南地区潮湿多雨，平均每年下雨天153天，是全国平均降水量的8倍，岭南地区除了受海洋性暖湿气流的影响，更受着地表蒸发而来之湿气影响，两"湿"相合，致使岭南地区六淫致病是以"湿邪"为先。

从饮食的角度：岭南地区人们善养生食疗，常喝老火靓汤；又因靠近江滨海，喜食海鲜河鲜，而客家地区及潮汕地区因习俗而喜食猪杂、牛杂、羊杂、鹅肝、鸡胗等；珠三角地区经济发达、气候炎热，因此啤酒消耗量常年居全国前列。

因地理、气候及饮食习惯综合作用下，岭南群体的体质大多为阳热型、脾虚型、气阴两虚型。①阳热型：岭南地区接近赤道，纬度偏低，全年日照强度大，人多形体黑瘦，黑瘦人多火，加上全年气温偏高，容易形成阳热偏盛的体质；②脾虚型：岭南地区长年潮湿，南方属火，火热炎上，湿因火热而蒸腾散发，四季湿气弥漫。岭南人喜食生冷食物、鱼虾海鲜等多湿滋腻之品，易影响脾胃之纳运，易导致脾虚湿盛、痰湿内蕴体质。③气阴两虚：岭南地区气候炎热，极易损伤人体之津气。另外，肌腠疏松，汗液外泄较多，致使阴津亏耗，气随津脱而形成气阴两虚体质。

流行病学研究显示，广东患者痛风石所在关节以下肢多见；体脂率高、血尿酸值高、有高尿酸和痛风家族史、有肾结石、生活无规律者的痛风石数目较多。2004年广州地区高尿酸血症患病率21.8%，男性患病率27.9%，女性患病率12.4%。2008年广州地区高尿酸血症的患病率为20.73%，男性27%，女性15.27%；痛风患病率为1.43%，高于国内其他地区的患病率，且患病年龄提前。

二、痛风的危害

高尿酸血症是痛风发作的基础,从骨关节角度看,体内尿酸的结晶如不及时治疗,则不断沉积,痛风性关节炎会反复发作,降低患者生活质量。而从其他角度看,高尿酸血症没有消失,会影响全身的各个器官,例如对肾脏的危害,可造成尿酸性肾病、肾结石、肾衰竭。血尿酸造成肾功能异常的危险性甚至比尿蛋白还高,并且还会与其他危险因素如高血压、高脂血症、2 型糖尿病、肥胖、胰岛素抵抗等伴发和互相影响,并被证实可能直接造成心血管疾病。

三、黄清春教授对痛风病因病机的认识

黄清春教授认为痛风的基本病因病机并非外感邪气,而是脏腑积热,内伏邪毒,加之劳倦内伤、饮酒饱食、膏粱辛辣等外因,导致"热毒气从脏腑出,攻于手足,手足则灼热赤肿疼痛也"。主要累及脾、肾两脏。发病机制在于长期过食肥甘厚腻,损伤脾胃,脾胃运化功能失调,湿毒排泄障碍,痰浊内生,久则化瘀。脾胃后天之气不足,运化失调导致先天之肾气亏虚,肾精不足,机体失养,若遇诱因引动,则湿浊瘀毒积热流注关节肢体经络,痹阻经络关节,不通则痛,发而关节肌肉红肿热痛。

四、痛风的分期辨证论治

黄清春教授治疗痛风,主张中西医合璧,分清标本缓急,同时注重外治,并在日常生活中注意饮食调摄以防止疾病复发。因而在总的治疗原则基础上,急性期与缓解期痛风性关节炎的治疗方法亦有偏重。

急性期:黄清春教授认为急性期应以"尽快控制关节炎症"

为治疗目的。西药方面,利用 NSAIDs 药物抑制前列腺素合成,控制急性痛风性关节炎。用秋水仙碱干扰关节炎局部吞噬尿酸盐的白细胞和滑膜细胞的趋化性,以停止或减少化学因子的分泌,终止炎症发作。对于 NSAIDs 药物无效或存在使用禁忌者,或肝肾功能不全者,可考虑短暂使用糖皮质激素。中医方面,以辨证论治为主:下肢关节红肿热痛、拒按、触之局部灼热、得凉则舒,部分还伴有发热,口干,心烦,舌红、苔黄腻的患者,多属于湿热蕴阻证,可用加味四妙散加减(黄柏、苍术、牛膝各 15g,薏苡仁、土茯苓各 30g,川草薢 20g,地龙 10g)以清热利湿,通络止痛;关节肿痛,屈伸不利,风邪偏胜则关节游走疼痛,湿邪偏胜则肢体关节重着疼痛,痛有定处,肌肤麻木不仁,舌淡苔薄白或白腻,脉弦紧或濡缓的患者,多属风湿痹阻证。此类患者则以薏苡仁汤加减(羌活、独活、防风、苍术、当归、川芎、桂枝各 15g,麻黄、生姜、甘草 6g,薏苡仁 30g)以祛风除湿,通痹止痛。

缓解期:黄清春教授认为缓解期应当以"降低血尿酸水平"为治疗目的。西药方面,视患者个体情况选择降尿酸药物,如别嘌醇、苯溴马隆、非布司他等。中医辨证论治方面,以痛风石、僵肿畸形、见溃流脂浊、舌淡胖或紫暗、苔薄白或白腻、脉弦或沉涩为主证的患者,多属浊毒瘀滞证,治以泻浊化瘀方加减(土茯苓、草薢、薏苡仁、黄芪、鸡血藤各 30g,赤芍、泽泻、牛膝各 15g,桃仁 10g,山慈菇 20g)。而以身体乏力困倦、四肢不温、腰膝酸软、足跟疼痛、舌淡苔薄白边有齿痕、脉濡细为主证,或不表现出明显的临床症状的患者,多属于脾肾两虚型,治以健脾利湿方加减(黄芪、白术、泽泻、土茯苓、百合、川草薢、茯苓各 15g,薏苡仁 20g,木瓜、桃仁各 10g)。

内治、外治相结合:痹证多伴有不同程度的关节功能障碍,在控制病情的同时,以尽快缓解关节症状、恢复关节功能为当务之急。临床上，痛风性关节炎局部关节、肌肉、肌腱、韧带出现炎性粘连（即痰瘀互结现象）。黄清春教授对于痛风性关节炎的外治经验主要包括消肿止痛膏、四黄水蜜外敷以清热活血、消肿止痛，能迅速缓解局部红肿疼痛，迅速消除炎症反应；中药离子导入穴位或身体局部以缓解痛风局部关节肿痛；针刀镜清理术通过微创清理关节内沉积的尿酸盐结晶。

五、验案举隅

患者，陈某，男，55 岁。

初诊：2018 年 11 月 5 日。主诉：双足第一跖趾关节红肿热痛 1 周，既往有痛风病史 10 余年，近 6 个月发作频率达到每月 1 次，每次疼痛持续 1 周以上，未系统规范治疗。本次 7 日前进食海鲜及啤酒后出现双足第一跖趾关节红肿热痛，拄拐入院，行走困难，故至本门诊就诊。辅助检查：血尿酸 700μmol/L，肝肾功能未见异常。泌尿系彩超：双肾多发结石。临床症见：拄拐入院、双足第一跖趾关节红肿热痛明显，行走困难，余关节无异常，面容痛苦，纳一般，眠可，小便可，患者平素饮食稍有不慎则易溏泻，舌质淡，边有齿痕，苔白，脉弦滑。

西医诊断：痛风性关节炎。中医诊断：痛风病（脾虚湿阻证）。

西药：依托考昔（60mg/ 次，1 次 /d，疼痛肿胀消除后即可停服），秋水仙碱（0.1g/ 次，1 次 /d），非布司他（40mg/ 次，1 次 /d），碳酸氢钠片（0.5mg/ 次，3 次 /d）。

中药：黄芪 30g、桂枝 10g、白术 15g、茯苓 15g、党参 15g、山药 15g、炒薏苡仁 15g、茵陈 30g、泽兰 15g、百合 15g、山慈菇 15g、炙甘草 10g，水煎，分 2 次温服。

二诊：经治疗 1 个月后，患者前来复诊，双足第一跖趾关节红肿疼痛消失，可自行下地行走，腰背部有酸楚感。纳可，二便调。舌淡,苔薄白,脉滑。辅助检查:血尿酸 290μmol/L。

西药:同前。中药在前方基础上加牛膝 15g、杜仲 15g、金钱草 10g、滑石 10g。

三诊:经治疗 3 个月后,患者前来复诊,无关节特殊不适,腰背部酸楚感较前减轻。纳可,二便调。舌淡,苔薄白,脉滑。辅助检查:血尿酸 320μmol/L。

西药:非布司他(40mg/ 次,2 日 1 次),碳酸氢钠片(0.5mg/ 次,3 次 /d)。中药续服前方。

四诊:经治疗 5 个月后,患者前来复诊,关节无特殊不适,晚饭后偶有胃脘部胀闷,纳一般,二便调。舌淡红,苔薄白,脉滑。辅助检查:血尿酸 350μmol/L。

西药:非布司他(40mg/ 次,3~4 日 1 次)。中药前方基础上加鸡内金 6g。

五诊:经治疗 6 个月后,患者前来复诊,患者 2 周前曾出现 1 次痛风小发作,当日服用依托考昔片 60mg 后第二日疼痛已完全缓解,现无关节不适,纳一般,二便调。舌淡红,苔薄白,脉滑。辅助检查:血尿酸 362μmol/L。

西药:五诊后开始停服西药,中药续服前方。

按语:该患者饮食稍有不慎则溏泻,故平素脾气虚弱。脾胃受损,运化失常,湿浊内生,日久脾阳亏虚、湿浊流注关节经络而为痹,故出现双足跖趾关节肿胀、疼痛。脾胃气虚,运化乏力,湿邪困脾,湿复中生,病情缠绵难愈,尤以进食肥甘厚腻海鲜等引动湿浊更为反复,故发作频繁。舌质淡,边有齿痕,苔白、脉弦滑为脾阳亏虚、湿浊蕴结之征象。黄清春教授遣方用药,治以四君子汤益气健脾为主,佐以利湿通络。四君子汤方剂来源于宋代《太平惠民和剂局方》,方中党参大补元气,健脾养胃,为君药。脾喜燥恶湿,脾虚不运,则易生湿,故用甘苦温的白术健脾燥湿以助运化,为臣药。茯苓渗湿健脾,为佐药。

炙甘草补气和中，调和诸药，为使药。四药配伍，共奏益气健脾之功。辅以黄芪、山药增强益气健脾之功，山慈菇、薏苡仁、茵陈、泽兰清利湿浊，百合健脾利湿，桂枝通经脉。脾气健运，湿浊得化，则关节通利。二诊时，患者关节疼痛症状明显好转，但有腰部酸楚感，在原方基础上加牛膝、杜仲补肝肾，强筋骨，且引药下行，直达患处，加金钱草、滑石利尿排石，加速肾结石的溶解与排出。三诊及四诊时，将西药降尿酸药非布司他逐渐减量服用，嘱患者监测减药后血尿酸波动情况，患者晚饭后偶有胃脘部胀闷，在前方基础上加鸡内金健胃消食、通淋化石。五诊时，患者血尿酸水平已在正常范围内维持了6个月，缓解期以发挥中医药核心作用为主，故停服西药，中药续服前方，嘱患者注意饮食管理。1年后随访，患者痛风仅小发作1次，虽有疼痛，却恢复得极快，尿酸维持在正常水平，复查肾脏彩超，发现与治疗前对比肾脏结石减小、数量减少。大大提高了患者的生活质量与幸福感。

六、总结

黄清春教授认为痛风的治疗当以分期论治为原则，治疗上选用内外合治，同时饮食治疗要贯穿疾病的始末，包括血尿酸达标后的维持状态。除此之外，医生对患者的宣教也十分重要，提高患者对疾病的认识，可对临床疗效起到促进作用。

第六节　黄清春论治系统性红斑狼疮 学术思想

系统性红斑狼疮是一种较常见的、反复发作并累及多脏器的自身免疫性炎症性结缔组织病。其临床表现复杂，病程以病情缓解和急性发作交替为特点，临证时如何选择正确的治疗时机和治疗方法是决定临床疗效、影响疾病预后的关键。中医根据系统性红斑狼疮累及器官及临床表现的不同，可归为"阴阳毒""蝴蝶疮""痹证"或"肾衰病"。中医药在系统性红斑狼疮的防治中发挥了重要作用，中西医结合防治系统性红斑狼疮效果更佳。黄清春教授治疗系统性红斑狼疮强调中西医结合，具有丰富的经验，临床几十年来形成了自己独特的学术思想。

一、诊治理念上的独到之处

系统性红斑狼疮是一个可累及全身多个系统的复杂性风湿免疫性疾病，其误诊率并不低。

某些系统性红斑狼疮早期症状不典型，同时症状具有易变性、多样性等特点，所以临床诊断困难。得益于风湿病学科的迅猛发展，系统性红斑狼疮的诊断正确率也随之升高，但仍然有许多早期系统性红斑狼疮患者因误诊误治而发展为重症狼疮。黄清春教授指出，中医学对于系统性红斑狼疮的认识虽早，但存在以证候学为主要判断标准的不足，症状的缓解不能代表疾病已经得到控制，某些时候症状表面上的缓解会掩盖疾病的进展。他强调，临床中，对疾病有效施治的前提是明确诊断，先有疾病的诊断，再根据中医证候辨证施治，采取病证结合的诊治模式。在诊断明确的前提下，可以清晰地、动态地判断患者疾病的转归预后，避免贻误病情的可能。采取中西医相结合的手段，有效控制系统性红斑狼疮的进展，避免进入终末期狼疮阶段。

诊断明确后，谈及系统性红斑狼疮的治疗方面，黄清春教授主张中西合璧，以迅速控制病情、阻断疾病进展、预防疾病复发为首要目的，同时关注患者情志状况、生活质量的改善。

黄清春教授认为,在系统性红斑狼疮疾病的不同阶段和不同时期,中医和西医的侧重又有所不同。

在疾病的活动期,其主张以西医治疗为主,中医药治疗为辅,目的在于短期内(1~3个月)迅速控制疾病活动,为后期的维持治疗争取更多的机会。

西医治疗上,一方面,根据疾病活动度(常用SLEDAI评分)选择糖皮质激素用量,如轻度活动选择小剂量糖皮质激素,中度活动选择中到大剂量糖皮质激素,而重度活动时往往需要选择糖皮质激素冲击治疗;另一方面,根据系统受损情况选择免疫抑制剂的类型,如皮肤受损为主者选用羟氯喹、沙利度胺等,关节肌肉系统受损为主者选用甲氨蝶呤、来氟米特、雷公藤多苷片等,血液系统受损为主者选用环孢素,肾脏系统受损为主者选用环磷酰胺、吗替麦考酚酯等。

中医药治疗方面,提倡病证结合的模式。应明确疾病的诊断,并借此以判断疾病的发展预后,揭示疾病的演变规律,注意疾病发展不同时期的证候特点,透过现象把握证的本质,全面综合分析,不拘泥于一点。在针对疾病病机的同时,注重改善患者临床症状,灵活用药。充分利用中医药的优势,减少因大量应用西药而引发的不良反应。

系统性红斑狼疮病程长,常常需要糖皮质激素控制病情,糖皮质激素带来的食欲增加、满月脸、水牛背、骨质疏松等并发症,都使患者恐惧使用糖皮质激素。临床之中常常遇见门诊患者因恐惧药物副作用而自行停药,导致疾病的反复。在使用激素治疗免疫性疾病过程中观察到,激素类似中医所讲的"纯阳"之品,大剂量激素应用早期患者临床上所表现的证候多为阴虚火旺之证,中医学强调维系阴阳平衡,而激素的使用打破阴阳平衡后会带来上述不适。临证之时,黄清春教授抓住患者所表现的突出证候,如口干、五心烦热、纳佳、舌红少津苔薄、脉细数,辨证为阴虚内热,遣方用药多选用知母、生地黄、石斛、牡丹皮等养阴清热凉血之品。

患者长期应用激素后病情趋于稳定,此时在激素减量阶段,患者肾上腺皮质激素轴已受到抑制,临床上多表现为气阴两虚证,多表现为神疲乏力、口干、纳差、舌质淡苔薄、脉弦细,故此阶段常选用人参、黄芪、甘草等补气养阴之品。药理学研究表明,一些补益类中药具有类糖皮质激素的作用。如人参中的人参皂苷、甘草中的甘草次酸都具有类糖皮质激素作用,虽然疗效不及糖皮质激素,但其副作用远比糖皮质激素小。在激素撤减阶段,使用这些具有类糖皮质激素作用的中药,可以一定程度上协同糖皮质激素发挥作用,又降低了大量激素对人体产生的副作用。

针对环磷酰胺等免疫抑制剂引起的性腺损害,患者可表现为不孕不育、腰膝酸痛、畏寒肢凉等症状,这种表现与中医学中肾虚证相似,因此药中常加用菟丝子、枸杞子、骨碎补、淫羊藿等补肾之品。针对长期服用药物导致的胃肠损害,常表现为胃脘不适、腹胀纳差、舌质淡苔薄边有齿印、脉滑,此时多辨证为中焦不健,脾虚湿阻,外来之品损伤脾胃,中焦不行,气机不畅,可见水湿内生。此时常加用山药、茯苓等健脾益胃之品,佐以淡渗利湿之品,同时,以麦芽、鸡内金等开胃以助胃气来复,恢复脾胃运化功能。

在疾病的缓解期,黄清春教授主张以中医药治疗为核心,中西医联用,目的在于维持缓解,预防复发。中医药辨证施治是此阶段的核心,同时联合辨病,以辨证为主、辨病为辅,灵活运用。其独到的治疗理念恰恰符合《中医药发展战略规划纲要(2016—2030年)》提出的战略思想,即要发挥中医药"在治未病中的主导作用、在重大疾病治疗中的协同作用、在疾病康复中的核心作用。"

二、治疗理念形成的过程

黄清春教授出身于中医世家，家族三代中医传承，底蕴丰厚。黄清春教授从小耳濡目染，与中医结下了不解之缘。16岁便以优异的成绩考入了河南中医学院，接受了系统的中医学教育，中医理论及思想的萌芽逐渐成形。毕业后到广州军区总医院工作，在此接受了强化的西医训练，使他深刻认识到系统性红斑狼疮相对于普通内科疾病和其他风湿免疫性疾病的复杂性和症状的多样性，也体会到疾病的早期诊断对于控制疾病、改善预后的重要性。中西医学术思想不断碰撞交融，从而逐渐形成了病证结合、先诊病后辨证的独到治疗理念。

黄清春教授在博士研究生期间，师从于全国名老中医陈纪藩教授，治疗理念进入提升阶段。在跟师陈老的3年时间里，尤其在金匮要略教研室的熏陶下，重温了中医经典，重视经方学习，深切体会到经方在临床灵活运用的魅力。《金匮要略》首创"以病为纲、按病论述、据病立法、病分各类、逐类设证、因证制方、按方用药"的治疗理念，与黄清春教授前期形成的"病证结合，先诊病后辨证"的独到治疗理念不谋而合，中医经典与自己临床十余年来的诊治经验融合，如醍醐灌顶，中医之木在此寻到了自己深厚而坚实的根。

黄清春教授作为高层次人才被引进到广东省中医院风湿科工作，担任科主任一职，治疗理念从此进入完善阶段。作为科室主任，临床方面，需要独立面对疑难、危重、复杂的风湿免疫疾病，科研方面，加强了与国际、国内学者的学术交流，也主持了多项临床研究，从而积累了大量临床和科研经验，对疾病的诊断和治疗有了全流程的、系统的认知。在"病证结合，先诊病后辨证"的独到治疗理念的基础上，在系统性红斑狼疮的诊治过程中,进一步提出三个重视:第一,重视临床疗效评估的客观化、国际化;第二,重视根据病情的轻重缓急及受累器官的不同灵活选用治疗方案;第三,重视与患者的沟通,建立长期随访和管理制度。

纵观黄清春教授治疗理念形成的过程,看到的是其融汇中西、包容多元的整体思想,不拘泥于一派,善博采众长,择优而用,而自成一派。

三、常用方药及药物加减经验

黄清春教授在治疗系统性红斑狼疮时,强调辨证与辨病相结合,形成了自己独特的方药应用和加减经验。辨证方面,善于总结规律,对于系统性红斑狼疮系统受损与中医证型的相关性有着独到的见解。例如,以皮肤损害为主者,多表现为血热或血燥证,常用生地、牡丹皮、地骨皮等凉血润燥之品;有文献分析,血热证贯穿整个疾病过程,清热滋阴凉血法的运用可以改善症状和内脏功能,对于发热、五心烦热、关节疼痛、皮肤炎症性红斑损害及内脏损害,有帮助激素减量或类似免疫抑制剂的作用。本病患者约 70% 可见血液系统损害,血液系统受累的患者多表现为气血不足证,常用八珍汤加减。临床研究表明,合用八珍汤后患者补体 C3、红细胞指标均有改善。以肾脏系统损害为主者,多表现为脾肾两虚或肝肾亏虚证,常用金匮肾气丸或六味地黄丸加减;以肺脏系统损害为主者,多表现为气虚证,常用补中益气汤加减。辨证同时,结合辨病,灵活加减。伴有骨质疏松者,常加用杜仲、续断、骨碎补、菟丝子等补肾壮骨之品;伴有因免疫抑制剂导致的性腺损害如月经紊乱、激素分泌失常者,常加用女贞子、枸杞子等滋补肝肾之品;骨髓抑制血液系统受损者,常加用熟地黄、何首乌、黄精等益精填髓之品。

四、验案举隅

苏某,女,84岁,有系统性红斑狼疮病史20余年,2019年12月9日于我院查血常规提示血小板98×10^9/L,血红蛋白88g/L;补体、尿常规等检查未见异常;西医方面,长期维持口服甲泼尼龙4mg每日1次,来氟米特片10mg每日1次,骨化三醇胶囊0.25μg每日1次,艾司奥美拉唑镁肠溶片20mg每日1次;来诊时症见:双面颊淡红色对称性皮疹,无皮屑,无瘙痒,诉疲劳乏力,易感冒,头晕间作,关节肌肉偶有酸痛感,脱发明显,面部浮肿,纳差,不欲饮食,眠差,入睡难,小便正常,大便质软,每日1行,舌淡红苔薄脉细。

西医诊断:系统性红斑狼疮;中医诊断:阴阳毒,辨证为气血两虚,具体处方:黄芪30g,党参15g,茯苓15g,白术15g,夏天无20g,枸杞子15g,酸枣仁15g,茯神20g,甘草5g,蜜远志10g,鹿角胶6g,合欢皮30g,续断15g,骨碎补15g,巴戟天15g。

按语:系统性红斑狼疮是一种多发于青年女性的累及多脏器的自身免疫性炎症性结缔组织病,可见多系统损害,本病患者见血液系统损害、血小板减少、血红蛋白偏低,长期维持口服激素与免疫抑制剂,故可见面部浮肿、消化道症状,对症处理后仍未见明显缓解。从中医角度来看,系统性红斑狼疮在中医学中类似于"阴阳毒""蝴蝶斑""日晒疮""痹证""温毒发斑"等病证,其病因病机大体为素体禀赋不足、肾精亏损为本,感受外界的热毒之邪、瘀血阻滞为标,临床上常见热毒、阴血、血瘀等虚实夹杂的病机。此例系统性红斑狼疮疾病日久,耗伤正气,加之长年累月口服西药,损及脾胃后天之本,脾虚则不欲饮食而致气血生化无源,故可见疲劳乏力,脾不升清,则见头晕间作;气不行则血不行,肌肉关节无所养。《灵枢·营卫生会》有言："老者之气血衰，其肌肉枯，气道涩，五脏之气相搏，其营气衰少而卫气内伐，故昼不精，夜不瞑。"营血同源，血虚无法化生营气，故可见失眠等症。四诊合参，当以补益气血之法同时佐以安神之品，同时配合少量温阳之物，取"少火生气"之意。患者诉服用中药后头晕、纳差、眠差等明显改善，嘱患者守方续服，同时避免进食寒凉生冷的食物，注意饮食调理，顾护脾胃。

患者张某，女，17岁，患者2018年1月出现发热，伴双手指关节疼痛、活动不利，面部可见红斑，于外院确诊为系统性红斑狼疮。外院予口服糖皮质激素、环孢素A控制病情，患者为求中医诊治，遂来求诊。

2019年7月15日初诊，症见：神清，精神一般，疲倦乏力，少气懒言，素易感冒，畏寒，出汗较多，进食、稍活动则身大汗出，面色㿠白，面颊部可见淡红蝴蝶状斑纹，脸如满月，双上肢肤温较低，指尖冰冷，脱发明显，眼睛干涩，易头晕眼花，口干，饮不解渴，素易口腔溃疡，现亦有舌面、口腔溃疡，自觉四肢冰冷，双上肢关节疼痛，伴指尖溃疡，偶胸闷气促，无心悸、胸痛，纳差，眠一般，小便正常，大便日1~2次，便溏不成形。舌淡红嫩，苔薄白，脉细。

辅助检查：白细胞 6.64×10^9/L，血沉 78mm/h，抗核抗体（+），补体 C3 0.48g/L，抗双链 DNA 335，尿白细胞（+），肝肾功能未见明显异常。

本病西医诊断为"系统性红斑狼疮"，中医诊断"阴阳毒"，辨证为"脾虚湿热瘀结"，以黄芪四君子汤加减，具体处方：黄芪30g，党参15g，白术15g，茯苓15g，枸杞子15g，两面针20g，柴胡10g，菊花10g，当归15g，知母20g，益母草15g，甘草5g，青蒿20g，延胡索15g，冬瓜皮30g，车前草30g，酒川牛膝15g，天麻10g。

2019年8月20日复诊,患者自诉近期脱发减轻,眼睛干涩、口干缓解,暂无口腔溃疡,纳转佳,大便日1次,有时质稀。舌淡红嫩,苔薄白,脉细。2019年8月19日外院查:白细胞 6.80×10^9/L,血红蛋白125g/L,血小板 202×10^9/L,补体C3 0.63g/L,补体C4 0.11g/L,抗核抗体1∶3 200,抗双链DNA 287.0,辨证治法同前,续以前方。

2019年9月18日复诊,患者自诉精神较前转佳,乏力感缓解,畏寒,出汗较前减少,近期无明显脱发,眼睛无明显干涩,仍时有头晕眼花,口干,近期口腔溃疡无发作,四肢肤温较前回升,无明显关节疼痛,指尖溃疡已愈,尚遗留瘀斑,偶胸闷气促。纳眠可,小便正常,大便日1~2次,质时稀。舌淡红,苔薄白,脉细。2019年9月13日于外院查:白细胞 6.64×10^9/L,血红蛋白130g/L,血小板 160×10^9/L,补体C3 0.58g/L,抗核抗体1∶3 200,抗双链DNA 221.0。予去延胡索、冬瓜皮、车前草,加桂枝10g以增温通之力。

按: 系统性红斑狼疮(SLE)是一种多发于女性的自身免疫性疾病,也是一种可以侵犯全身多系统的慢性弥漫性结缔组织病,危害性较大,是风湿病中致死率最高的一类疾病。可造成重要脏器损伤,如狼疮性肾病、血液系统损伤。临床治疗上,SLE患者需要长期服用糖皮质激素、免疫抑制剂等药物,常导致各种不良反应,如生育功能降低、体质虚弱等。本病起于先天禀赋不足,多因肝肾阴亏,加之各类致病因素,导致血脉不通,皮肤受损,渐及筋骨、脏腑而成本病。此例患者病机是脾胃虚弱,湿热痹阻脉络。乏力、少气懒言、偶胸闷气促、汗多皆为中气不足之象,属脾虚;脾主四肢,主营卫之气,不足则可见畏寒,四肢冰冷;脱发、眼睛干涩、易头晕眼花、便溏为气虚不能升清之象,口干、饮不解渴、口腔溃疡、双上肢关节疼痛、指尖溃疡皆为湿热瘀结之象。故治以黄芪四君子汤健脾益气,加枸杞子、菊花、柴胡、当归、天麻、延胡索疏肝柔肝,以助脾运,兼可升清养目、行气止痛;加两面针、青蒿以引络,通利关节,清透郁热;再加酒川牛膝、益母草以活血,冬瓜皮、车前草以利湿,效果良好。三诊见湿热渐去,故加桂枝以温脾暖肝,以通阳气。

主要参考文献

[1] 杨辉,谢志军,温成平. 病证结合治疗系统性红斑狼疮探析 [J]. 中医杂志,2017,58(13):1107-1112.

[2] 秦万章. 血热证理论在皮肤科中的应用研究 [J]. 中国中西医结合皮肤性病学杂志,2015,14(4):205-214.

第七节 黄清春论治特发性炎症性 肌病学术思想

特发性炎症性肌病是一组具有显著异质性的自身免疫性肌肉疾病,主要以慢性肌无力、肌耐力减低及炎症细胞浸润肌肉细胞为临床特点,同时其他器官也经常受到影响,如皮肤、肺部、心脏、关节及胃肠,临床上主要类型包括皮肌炎(DM)、多发性肌炎(PM)。其中,皮肌炎、多肌炎发病率为 0.5~8.4/ 百万人,男女比例为 1:2,女性多见,发病年龄呈双峰型,前峰 10~14 岁,后峰 50 岁左右。其临床特点是四肢近端、肩周、颈周、髋周肌群进行性无力,目前病因尚不清楚,属系统性自身免疫病,西医治疗以免疫抑制剂 + 激素为主,目前尚无根治方法。中医学中并无此病名,可参见于中医"肌肤痹""肌痹""肉痹""肉痿"等病症。

特发性炎症性肌病可累及全身多个脏器,皮肌炎、多肌炎是临床上需重视的疾病,因其具有起病隐匿、鉴别困难、进展迅速的特点,常累及心、肺等重要器官,严重影响生命安全。实验室检查方面,本病肌酶并不是一直升高,肌电图也并不是总表现为阳性,抗核抗体和抗 Jo-1 抗体对特发性炎症性肌病的诊断虽有一定的价值,但阳性率不高,在临床上常由于这些原因使年轻的风湿科医生感到诊断困难。如何做出相应鉴别诊断、准确判断危险因素是特发性炎症性肌病诊疗的重中之重。

一、鉴别诊断

特发性炎症性肌病需要与神经系统疾病、恶性肿瘤、药物诱导的肌病、感染、代谢性原因、内分泌疾病、遗传性疾病、呼吸系统疾病相鉴别。神经系统疾病一般能与多肌炎相鉴别,因神经系统疾病多为非对称性肌无力,累及肌肉远端,有感觉障碍和脑神经受累,但部分炎性疾病如包涵体肌炎也可能会有神经病变的表现。恶性肿瘤病程中出现的肌无力可能是肿瘤细胞释放的细胞因子引起的全身反应,或是对恶性肿瘤免疫反应的结果,其主要累及近端肌力。流行病学调查发现多发性肌炎和皮肌炎患者发生恶性肿瘤的危险性增高,所以恶性肿瘤不仅需要鉴别,也需要判断是否为并发。很多药物都可引起肌病改变,包括风湿科常用物,如氯喹、环孢素、糖皮质激素、青霉素等。细菌、病毒也可引起肌病,易与多发性肌炎相混淆。特发性炎症性肌病可累及全身多个脏器,特别是多发性肌炎和皮肌炎,肺部是最易累及的内脏器官,主要表现为肺间质病变(由多种原因引起的一组主要侵犯周边肺组织,即肺泡、肺泡间隔、邻近小气道的弥漫性炎症性疾病,常伴有不同程度的肺纤维化)。北京协和医院曾统计过 7 年中住院患者肺间质病变的病因,其中第二位的就是多发性肌炎 / 皮肌炎,但是在早期诊断时却有被误诊为其他原因导致的肺间质病变的情况,故在发生肺间质病变时候需要首先考虑是否由于特发性炎症性肌病引起。

二、预后不良因素

皮肌炎与多肌炎的预后不良因素包括:①女性、年龄(双峰型发病年龄);②脏器损害:心脏损害、呼吸道并发症(呼吸道肌无力或间质性肺炎)、伴随肿瘤病史;③症状:吞咽困难、发热、皮肤溃疡;④既往有症状而未予药物干预。

关注皮肌炎与多肌炎的疾病进展,是否合并内脏损害影响着肌炎的病情判断和预后不良评估。内脏损害中以心肺损害为主,其中以间质性肺病最为常见。据统计,肌炎并发间质性肺病的发生率为 20%~80%,且肺部受累可以出现在疾病过程中的任何时刻。患者可因肺间质纤维化导致呼吸衰竭而死亡,故早期识别、及早治疗及有效干预对改善患者预后有重要作用。黑素瘤分化相关基因(MDA)5 抗体被发现与快速进展型间质性肺病高度相关,这也为临床提供了一定的参考价值。心脏受累的发生率为 6%~75%,常表现为心律不齐、心肌炎、肌无力性心功能不全肺淤血。充血性心力衰竭和心包填塞是患者死亡的重要原因之一,但有明显临床症状的患者较少见,因而容易被临床医生所忽略。

三、皮肌炎与多肌炎的中医诊疗

在皮肌炎与多发性肌炎西医治疗中以糖皮质激素、免疫抑制剂等为主,能够显著控制病情,但长久使用凸显弊端,如出现继发感染、骨质疏松,以及血液系统的改变。同时,黄清春教授指出,长期使用激素和免疫抑制剂会导致诸如睡眠、饮食等方面的不适,降低患者的生活质量,西医西药此时多束手无策,而中医药在这方面具有优势和潜力。黄清春教授认为在急性活动期西药治疗是主要手段,当用则用,以快速控制病情为主要目的,但是在使用糖皮质激素和免疫抑制剂后中医中药则能起到十分重要的辅助作用。现将皮肌炎、多肌炎中医治疗总结如下:

皮肌炎与多肌炎以眼睑周围的紫红色水肿性斑的皮肤损害为特征,出现对称性四肢近端肌无力、酸痛、肿胀、萎缩的肌肉损害,在中医范畴,可参见"肌肤痹""肌痹""肉痹""肉痿"等病症。《素问·痿论》曰:"肺主身之皮毛……脾主身之肌肉。"《灵枢·决气》云:"上焦开发,宣五谷味,熏肤,充身,泽毛,若雾露之溉。"脾运化之水谷精微,通过肺气宣发输布全身,润泽肌肤,光泽毛发,丰盈肌肉。黄清春教授认为此病当责肺脾失调,皮肤肌肉萎弱不用,故认为皮肌炎应从肺脾论治。具体到肌肤痹的辨证,一是要辨虚实,二是要辨邪气的偏盛,三是要辨病位。

(一)疾病初期

肌肤痹初期,起病较急,多表现为肌肉疼痛,皮疹发红,皮疹可累及眼睑、胸、颈、眼周,肌肉疼痛,常伴发热、恶寒、咽痛,红苔薄黄,脉浮数。此为实证,邪气盛,正气不虚,病位在肺。肺为华盖,温邪上受,首先犯肺。此时应疏散风热,养阴清肺,黄清春教授临床选用银翘散合清肺燥救汤加减,常用金银花、连翘、薄荷、牛蒡子、桑叶、黄芩、麦冬、苦杏仁、忍冬藤、生甘草等。若皮疹斑久不消退者,加葛根、玄参清热解毒,消斑退疹;面㿠神疲、唇舌淡白者,加当归、炙黄芪以补气养血。

(二)疾病中期

黄清春教授认为,肌肤痹的中期,热毒炽盛伤,煎灼津液,肺阴逐渐被煎灼殆尽,出现肺热叶焦;或素体阴虚,出现湿热侵袭困脾。此时应使得肺热得清,脾气得健,恢复其宣发肃降的功能,濡润肺部细小络脉和四肢百骸,使得脾气充足,则四肢强健。因此攻补兼施,辨别正邪的强弱。

1. 肺热叶焦

肌肤痹的中期可出现高热,皮疹范围广,呈紫红色水肿样,肌肉酸痛无力,关节疼痛,咽痛,甚者可见神昏、烦躁,吞咽困难,呼吸困难,小便黄赤,大便秘结,舌红或红绛,苔黄厚或腻,脉弦数或滑数。《素问·痿论》云"五脏因肺热叶焦,发为痿躄","肺热叶焦"是肺痿形成的主要原因。间质性肺病在中医学属于"肺痿"的范畴,皮肌炎常并发间质性肺病,多表现为发热、咳嗽、进行性呼吸困难等。这也提示了皮肌炎的治疗可着重于肺脏,正如清代尤在泾《金匮要略心典》"痿者萎也,如草木之枯萎不荣,为津烁而肺焦也"患者发热,其邪气盛,肺热灼阴,肺之络脉失去濡养,失养则萎,逐渐变硬,这与间质性肺病的病理相契合。

在此时期,正气不虚,邪气盛,病位主要在肺脏。"肺热叶焦"是此刻最为重要的病机,故在治疗上,应以清肺热、滋肺阴为主,祛邪力度应大,使得肺热得清,濡润肺部细小络脉和四肢百骸。黄清春教授常用清瘟败毒饮加减清肺滋阴之物,常用药为石膏、青蒿、生地黄、栀子、黄芩、连翘、知母、丹参、赤芍、玄参、竹叶、桔梗、枳壳、甘草等。

2. 湿热困脾

临床上有些患者发热不甚,而以对称性四肢近端肌无力为主要症状。脾胃为后天之本,脾主肌肉四肢。脾胃虚弱,水湿运化失常,内生痰饮,故见肢体困重,加之久居岭南湿地,湿邪困脾,内外合湿,运化失常,气血生化乏源,四肢不得禀受由水谷化生之气血,而失于濡养。此时邪盛,而机体无力祛邪,故发热不常见,反见四肢无力、酸痛难耐、抬举困难。

在此时期，正气稍虚，邪气偏盛，病位主要在脾，并不着重于寒凉之物清热，而扶正祛邪为主，以培脾土、使脾健、祛湿气、健四肢为主要的治疗原则。黄清春教授常以当归拈痛汤加减，常用药为当归、苦参、升麻、葛根、苍术、炙甘草、黄芩、茵陈蒿、防风、知母、泽泻、猪苓、白术。

3. 疾病后期

疾病后期，湿热熏灼肌肤腠理，肺脾受损，外邪郁久，耗气伤津，则肺脾之气进一步受损，气血生化乏源，气血运行不畅，筋、脉、肌、肉、骨失润渐痿。黄清春教授认为在此时期可属于中医之"痿证"，宗《黄帝内经》治痿"独取阳明"一说，重视补中焦之气阴，此时正气亏虚，邪气不盛，以气阴双补，重在调治脾肺两脏，应予健脾补肺，气血双补，以八珍汤加减，常用药为黄芪、太子参、白术、茯苓、山药、炙甘草、当归、川芎、白芍、陈皮、生姜、大枣等。

若患者皮肤熏黑，干瘪甲错，肢体羸瘦，肌肉痿弱不用，乃久病入络，正虚血瘀，络脉不通，肌肤失养，因瘀而加重其痿。病位在脾肾，而病理产物则以瘀血为主。黄清春教授认为此时应治以活血化瘀、健脾补肾，以身痛逐瘀汤加减，常用药为秦艽、川芎、桃仁、红花、甘草、羌活、当归、香附、牛膝、党参、黄芪、山药、白术等。

四、中西医结合治疗

中西医结合在炎症性肌病治疗方面优势显著。西医治疗首选糖皮质激素，在适当时机联合免疫抑制剂。黄清春教授认为，不要抗拒或忽视西药对本病的治疗作用。临床上应借助现代医学的技术来达到快速有效诊疗，辨病与辨证相结合。明确中医药在炎症性肌病的作用，一是顾护正气，使其正气存内，祛邪外出；二是配合西药，改善病情；三是减少西药的不良反应,改善患者症状。因病施治,针对不同的患者情况,不论中医还是西医,采用对患者最好的诊疗方案。黄清春教授指出,不仅是治疗方面,生活护理方面也是需要关注的,皮肌炎患者应注意避免紫外线照射,应避免使用化妆品、染发剂等,避免接触装饰材料、农药等。值得注意的是,当患者出现吞咽困难、发音不清时,说明其吞咽肌受累,并有可能引起吸入性肺炎。出现吞咽困难意味着治疗效果不理想,此时,需要对我们的诊疗手段进行思考和改进。

五、验案举隅

病案 1

颜某,女,18 岁,2017 年 8 月外院确诊皮肌炎,诉皮疹等不适症状反复,2019 年 4 月 1 日我院就诊,来诊时症见:疲劳乏力,出汗较多,关节肌肉偶有酸痛感,额头、眶周、面颊部可见扁平红疹,偶有瘙痒,小便正常,大便质软,每日一行,舌红苔薄黄腻,脉弦。

西医诊断:皮肌炎。

西药:甲泼尼龙每次 12mg,每日 1 次;硫酸羟氯喹每次 0.2g,每日 2 次;奥美拉唑钠肠溶片每次 10mg,每日 1 次;白芍总苷胶囊每次 1 粒,每日 2 次;骨化三醇胶囊每次 0.25μg,每晚 1 次。

中医诊断:皮痹(脾虚湿热蕴结夹血热)。

辨证为脾虚湿热蕴结夹血热,具体方药:黄柏 10g,苍术 15g,牛膝 10g,薏苡仁 30g,生地 15g,知母 15g,牡丹皮 10g,赤芍 10g,青蒿 15g,甘草 10g,栀子 10g,陈皮 10g,砂仁(后下)10g,山药 15g,糯稻根 30g,紫草 10g。

按语:皮肌炎是一种以皮肤、肌肉损害为突出表现的自身免疫性结缔组织病。以受累皮肤(面颈部、眼周等部位)、淡紫红色水肿性红斑,肌痛、肌无力等为主要临床特征。病变也可累及全身其他脏器。来诊时患者皮肤病变明显,故选用硫酸羟氯喹以对症治疗皮肌炎皮肤病变,羟氯喹药理作用研究表明本药可影响机体异常组织对紫外线的吸收,进而使皮损得以改善,缓解皮疹。

中医方面,皮肌炎属中医的"肌痹""痿症"等范畴。临床上常见邪毒侵袭,或湿热浸淫,致肺脾两伤、肝肾阴虚等病机。此例皮肌炎反复1年余,耗伤正气,加之长年累月口服激素类药物,以致脾胃后天之本受损,脾虚则气血生化无源,故可见疲劳乏力、汗出较多;湿热之标未能得到清解,湿热不化,停聚于关节肌肉则偶有酸痛,久久蕴结而及血分,故发为红疹,处方以健脾燥湿清热为主,以四妙丸为主方加减,合用青蒿鳖甲汤,以赤芍代鳖甲,加栀子、紫草以增强清热凉血之力,再加陈皮、砂仁、山药、糯稻根以健运脾胃,补气敛汗。2019年4月16日复诊见皮疹减轻,出汗减少,舌脉同前,续以前方,间断守方服用,患者皮疹、肌肉酸痛等不适缓解,同时嘱患者复诊时复查血沉、肌酶等实验室检查,均未见异常,病情稳定,后未见新发皮疹及相关不适。

病案2

关某,女,54岁。患者2013年1月于外院诊断为皮肌炎,既往曾口服醋酸泼尼松、甲氨蝶呤控制病情,具体用药方案不详,现已自行停服醋酸泼尼松1年,2019年7月外院查肌酸激酶561U/L,ESR 95mm/h,CRP 9.26mg/L。2019年8月7日患者来我院就诊,来诊时症见:眼眶部扁平红色皮疹明显,双下肢可见散在红色皮疹,偶有瘙痒,夜间明显,全身肌肉酸痛乏力,纳差,脘腹胀满,口苦咽干,眠差,入睡难,二便调,舌红苔黄脉滑。

西医诊断:皮肌炎。

中医诊断：皮痹（湿热中阻）。

西药：醋酸泼尼松每次 10mg，每日 1 次；复方环磷酰胺片每次 50mg，每日 1 次；正清风痛宁缓释片每次 60mg，每日 2 次；骨化三醇软胶囊每次 0.25μg，每晚 1 次；硫酸羟氯喹片每次 0.2g，每日 2 次。

具体方药如下：关黄柏 15g，牛膝 15g，丹参 15g，甘草 5g，知母 20g，麦冬 20g，两面针 15g，青蒿 30g，菊花 15g，栀子 15g，牡丹皮 15g，茯苓 15g，苍术 15g，薏苡仁 20g。

按语： 在皮肌炎的治疗中，免疫抑制剂可以在一定程度上加速病情缓解、降低复发率、减少激素用量。根据患者实验室检查结果，考虑皮肌炎仍在进展，故使用环磷酰胺＋糖皮质激素治疗方案以控制病情。

中医方面，本例为湿热中阻型皮肌炎，治宜健脾祛湿清热，以四妙散加减。四妙散主治湿热下注、腿足红肿、痿软无力等症。此患者因湿热蕴积，外不能宣泄，内不能利导，故以四妙散加减治疗。方中苍术辛苦温，燥湿祛风清热；黄柏苦寒，清热燥湿；薏苡仁使湿从小便而去；牛膝自有"无膝不过膝"之称，专治下肢病症；同时以茯苓助苍术以健脾祛湿，知母、麦冬使燥湿而不伤阴；随证加减，患者见夜间瘙痒明显，考虑为阴分血热生风所致，故以丹参、牡丹皮清血分之郁热，凉血消风止痒，以青蒿领诸药入阴分以达病所；面部红疹明显，用药宜轻，以栀子、菊花、两面针清上焦热，全方共奏健脾祛湿之效。后微信随访患者，诉服用后皮疹改善明显，嘱患者注意饮食，避免进食发物与日光照晒。

主要参考文献

谭艳红，刘冬舟，肖学吕. 特发性炎症性肌病 16 例误诊分析 [J]. 临床和实验医学杂志，2007，6（7）：56-57.

第八节 黄清春论治血管炎学术思想

在风湿免疫病领域，系统性血管炎的诊断和治疗比任何疾病都具有挑战性，因为这些血管炎疾病均有血管壁破坏性炎症的表现，同时在临床表现上并无特异性，甚至有一部分血管炎在血液学检查上也表现为阴性结果。在 2012 年，国际会议上对于血管炎重新分类，考虑到受累血管的大小、病因学、免疫致病机制，将血管炎分为大血管炎、中血管炎、小血管炎、变异性血管炎、单器官血管炎、与系统疾病相关性血管炎、与可能病因相关血管炎。其中后两者又可为继发性血管炎，风湿免疫科更多地关注前几种原发性血管炎。黄清春教授认为，由于血管炎的临床表现无特异性，临床误诊率高，甚至某些血管炎的首发表现便是急危重症。因此医务工作者在临床上需要时刻警惕血管炎的可能，及时明确诊断，才能有效控制病情。因此，将血管炎诊断要点及误诊原因分析简要分述如下：

一、血管炎诊断要点

（一）大血管炎
包括大动脉炎以及巨细胞动脉炎。

1. 大动脉炎
主要受累血管为大血管，发生病变时常常累及动脉血管全层导致管腔狭窄闭塞而引起多种器官系统的缺血坏死病变。根据受累动脉类型，又可分为：Ⅰ 主动脉弓分支；Ⅱa 升主动脉、主动脉弓及其分支；Ⅱb 升主动脉、主动脉弓及其分支，胸主动脉；Ⅲ 胸主动脉，腹主动脉和 / 或肾动脉；Ⅳ 腹主动脉和 / 或肾动脉；Ⅴ 广泛型。临床表现方面，根据不同的受累血管可表现不同,如累及肾动脉,常表现为高血压;累及头臂动脉,可引起一过性脑缺血发作以及卒中等不同程度的脑缺血。可有头痛、头晕、记忆力减退,严重者可出现晕厥、偏瘫、昏迷。血液学检验方面,常无特异性,血管造影可以准确描绘血管狭窄、血管闭塞等晚期大动脉炎的情况,但由于是侵入性检查,在首诊阶段不常使用。

2. 巨细胞动脉炎

成人中常见的血管炎导致的最严重的危害就是视力丧失,因在约一半病例的受累血管中可以找到巨细胞的存在而命名。临床表现方面,巨细胞动脉炎最常表现为头痛,通常是新发生的局限性的头痛,因其可累及眼部血管,故常可出现视力损伤;另外,肌肉的间歇性运动障碍可以发生在咀嚼肌(颌跛行)。检查方面,颞动脉活检是诊断巨细胞动脉炎的金标准,其他检查可在疾病活动期发现炎症指标的升高,但不具特异性,仅作为参考。

(二)中血管炎

包括结节性多动脉炎以及川崎病。

1. 结节性多动脉炎

本病表现多样,以肾脏血管受累最多见,主要以肾性高血压为表现,造成肾脏多发梗死后可导致急性肾衰竭;在骨骼肌肉方面,常多见腓肠肌疼痛,但只有少数患者有明显的关节炎表现;神经系统方面,多为多发性单神经炎,表现为受累神经的运动、感觉混合失常,多数累及腓神经、正中神经及腓肠神经。内脏血管造影和病理组织活检对于诊断具有重要意义,由于病变具有局灶性,所以有时组织活检得不出阳性结果,故应针对有临床症状的皮肤、皮下组织、小腿神经或肌肉做活检。

2. 川崎病

又称皮肤黏膜淋巴综合征,是一种以全身性中小动脉炎性病变为主要病理改变的急性热性发疹性疾病,由日本医师川崎富首先报道,故后世以他的名字命名该病。本病多见于5岁以下的婴幼儿,男婴发病率较高。此病为皮肤黏膜淋巴综合征,因此常表现为皮肤、黏膜、淋巴方面的症状。临床常以高热(39℃以上)为最初表现,热程有时可达3~4周;发热后可见掌跖、躯干部斑丘疹,同时伴见口腔黏膜弥漫性充血,口唇潮红,杨梅舌;身上可扪及淋巴结肿大,通常以颈部最明显;眼部可见球结膜充血;手足早期可见硬性水肿。因其累及冠状动脉而造成动脉栓塞,辅助检查方面尤其要留意心脏方面的检查。

(三)小血管炎

包括抗中性粒细胞胞质抗体(ANCA)相关性小血管炎及免疫复合物性小血管炎,其中ANCA相关性小血管炎更加常见,包括了三种血管炎,分别是显微镜下多血管炎、肉芽肿性多血管炎、嗜酸性肉芽肿性血管炎。

1. 显微镜下多血管炎

可以表现为超急性起病,表现为快速进展性的肾小球肾炎和肺出血,典型的临床表现可在肺、肾、皮肤出现,与该病常累及的血管部位相一致;辅助检查方面,以突出的免疫学异常为表现,80%的患者可出现ANCA抗体阳性,这是显微镜下多血管炎的重要诊断依据,也是监测病情复发的重要血清指标,其滴度通常与血管炎活动度相关。

2. 肉芽肿性多血管炎

临床表现方面主要是突出的上呼吸道病变、肺病变和肾病变三联征。上呼吸道表现是该病最常见的表现,约一半患者首发症状是鼻窦炎,常表现为持续而进行性加重的流涕、鼻出血，后期可导致上呼吸道阻塞；肺部受累常见，可表现为咳嗽、咯血、气短和胸膜炎。约 1/3 的患者也可表现为无症状的肺内结节，不易察觉。肾脏方面，通过观察肾脏有无受累来确定肉芽肿性多血管炎是全身性还是局限性。肾脏受累时，在数天或数周内可由无症状和轻型肾病发展成严重的肾小球肾炎，最终导致肾衰竭。实验室检查方面，抗中性粒细胞胞质抗体是目前最重要的血清学检测指标，cANCA/抗 PR3 抗体对于本病的诊断意义具有高度的敏感性和特异性。

3. 嗜酸性肉芽肿性血管炎

可经历前驱期、嗜酸性粒细胞浸润期、血管炎期。哮喘是前驱期最主要的临床特征，往往还是首发症状，呼吸道是最常见的首发症状和最主要受累部位。本病首发症状多样，但以呼吸道为最常见，高达 81.2%。嗜酸性粒细胞浸润期主要表现为心、肺、消化道嗜酸性粒细胞浸润和高嗜酸性粒细胞血症。血管炎期，发热、体重减轻、疲劳等全身症状表现更加明显，各器官受累严重。

4. 变异性血管炎

主要以白塞综合征为常见疾病。白塞综合征是一种以血管炎为病理基础的自身免疫性疾病，以反复的口腔溃疡、外阴溃疡、皮肤损害和眼部病变为其主要特征，可累及关节、肺、中枢神经系统和胃肠道系统。实验室检查方面自身抗体、炎症指标、血管炎抗体等检查可有助于排除其他风湿免疫疾病。

二、血管炎误诊原因分析

血管炎的及时诊断是改善预后和避免器官不可逆损害的重要前提。本病临床表现多样，容易误诊或漏诊，黄清春教授根据多年的临床经验指出血管炎的误诊原因可能如下：

血管炎不具备特异性临床表现，故其首诊时常常给临床医生带来很大的困难。黄清春教授指出在门诊十分常见的一类血管炎——白塞综合征可谓是风湿免疫科误诊率极高的一种疾病。白塞综合征可见寡关节炎、口腔溃疡、毛囊炎、针刺样反应等特征，常常不易察觉。白塞综合征一大特征就是反复发作的口腔溃疡，但同时有研究数据统计 1 年内诊断的白塞患者，复发性口腔溃疡通常是最早出现的症状，且长期持续存在，误诊率最高，可达 58.3%，因此，黄清春教授认为，该病需要年轻医生详细地问诊及查体，在疾病诊治过程要有全局观及整体观念，尤其是门诊来诊患者，对于迁延不愈的各种系统的疾病，都需要留意是否由于血管炎造成，此时应该进行自身免疫抗体、血管炎抗体等检查以尽早明确诊断，制订治疗方案。

三、血管炎中西医结合治疗

血管炎的病因及发病机制多数不明，临床表现复杂且缠绵难愈，西医治疗该病以糖皮质激素及免疫抑制药物为主，对病情有一定的改善作用，中医药在治疗血管炎疾病有一定的优势，黄清春教授在总结前人经验基础上结合自身多年临证体会，采用中西医结合方案治疗各类血管炎，取得了较好效果，兹总结介绍如下：

（一）西医治疗现状

西医学对于血管炎的发病原因仍在进行研究，从目前研究证据来看，西医西药治疗主要以糖皮质激素＋免疫抑制剂的方案，以达快速控制自身免疫反应，控制病情进一步进展的目的。而在此之外，针对血管损害产生的其他症状，采取如抗凝、控制血压、降压等治疗方案。黄清春教授指出，免疫抑制剂方面，如较常使用的环磷酰胺，对性腺会产生较大的毒害作用，从而影响生殖功能，而糖皮质激素作为风湿免疫科的常用药物其不良反应不在此赘述，这些不良反应都给临床医生的临床用药带来一些困难。

（二）中西医结合治疗经验

黄清春教授临证用药一向以中病即止为原则，强调用药的安全性，在血管炎疾病活动期提倡西药联合用药为主，中药汤剂为辅，可以选用激素冲击治疗，以求尽快控制病情，避免疾病进展而危急生命；无论是活动期还是缓解期，使用激素时，都应该注意同时补充钙质、护胃、预防感染等治疗，避免骨质疏松、消化道黏膜损伤及重症感染的发生。黄清春教授强调，特殊人群的用药方案，无论是在活动期还是缓解期都需要谨慎选择。在孕龄期妇女中，治疗白塞综合征可以选用羟氯喹＋糖皮质激素＋白芍总苷胶囊，配合中药口服，该方案具有良好的安全性。沙利度胺作为白塞综合征治疗中控制溃疡及关节炎的常用药物，因其具有明显的致畸性，对于近期有生育要求的女性，应禁用该药。缓解期时，动态复查相关指标，结合症状可予逐步减少西药用量，黄清春教授主张以中药汤剂为主导，配合小剂量西药维持治疗，西药方面在稳定疾病的前提下选用安全性更高的免疫抑制剂和中小剂量的糖皮质激素，同时配以具有免疫调节功能的中成药，如白芍总苷胶囊等。同时黄清春教授指出缓解期需重视患者宣教，强调坚持治疗的重要性与必要性，特别是使用中药或低剂量西药维持治疗期间，不可骤然停药，日日常生活需调摄有度，避免过食辛辣、肥甘厚腻之品，同时避免外邪的侵袭，适当运动、生活规律，减少疾病复发。血管炎治疗周期较长，联合用药及长期用药易引发胃肠道不适，导致治疗中断，因此顾护脾胃是完成整个治疗过程的保障，故黄清春教授临证反复提倡用药需精简,需中病即止,并叮嘱患者注意在饭后服药,减少胃肠道刺激。

(三)中医用药经验

在缓解期方面,需要配合中药辨证治疗,可以缩短病程,还有利于激素减量,从而缩短激素疗程,减少联合用药的副作用,提高治疗的安全性。如研究表明,补肾类型的中药方剂环磷酰胺配合使用时,如五子衍宗丸、金匮肾气丸等具有明显的保护性腺功能,从而减轻环磷酰胺的生殖毒性。因此,使用环磷酰胺时,黄清春教授强调配合中药时可在辨证论治的基础上酌情使用补肾固肾的中药,若以肾阴不足为主,症见口干、烦躁、五心烦热、眠差等症,尤其是在使用激素和环磷酰胺后常出现可使用二至丸的情况,如《饲鹤亭集方》记载:"二至丸,益肝阴,补肾精,壮筋骨,调阴阳,乌须发。莫谓价廉,其功实大。"若以肾阳虚为主,症见畏寒肢冷,小便不利,面部及双下肢浮肿明显者,可予金匮肾气丸加减以温补肾阳,化气行水。若血管炎发病时合并关节方面的症状,如白塞综合征中出现的寡关节炎,症见关节疼痛,屈伸不利,则需要使用活血祛瘀通络的药物,例如桑枝、络石藤、牛膝等药。如此一来,采用中西药配合治疗方案,一是可以控制病情不贻误治疗,二可使免疫抑制剂与激素的副作用减少,提高患者的生活质量,更加有利于患者接受西药治疗,提高患者治疗的依从性。

四、验案举隅

病案1

患者,王某,男,28岁。初诊时间:2016年3月22日。主诉:口腔、外阴溃疡反复发作9年余。2007年患者因"口腔、外阴溃疡反复发作"于外院就诊,诊为"白塞综合征",经治疗症状仍反复。现为寻求中医药治疗就诊，临床症见：口腔多发溃疡，黄豆大小，口干欲饮，全身多发湿疹，生殖器黏膜未见溃疡，心烦，眠欠佳，二便尚调，舌红、苔薄黄，脉弦滑。中医诊断：狐惑病，以清热解毒化湿为主要治则。

西医诊断：白塞综合征。

西药：醋酸泼尼松片（5mg/次，2次/d），硫酸羟氯喹片（0.2g/次，2次/d），白芍总苷胶囊（0.6g/次，2次/d），沙利度胺片（25mg/次，每晚1次）。

中药处方：关黄柏15g，盐牛膝15g，薏苡仁15g，苍术10g，丹参15g，甘草5g，知母20g，青蒿30g，茯苓15g，两面针15g，败酱草20g，佩兰20g，牡丹皮15g，栀子15g。

7剂，水煎服。

每日1剂早晚分服。经用药2周后复诊，患者口腔溃疡和湿疹症状减轻，后在上方基础上随证加减，服药30日后口腔溃疡、湿疹痊愈，随后停用沙利度胺片，余药物逐渐减停，配合中药汤剂维持治疗。随访半年未见复发。

按语： 白塞综合征缠绵难愈，即便某些患者在使用沙利度胺、羟氯喹、激素等药物后仍不能完全控制症状，本例就属于此类型的白塞综合征，故患者为求中医诊治来诊。白塞综合征属于中医学"狐惑病"的范畴，中医学对"狐惑"论述始于《金匮要略》，其曰："狐惑之为病，状如伤寒，默默欲眠，目不得闭，卧起不安。蚀于喉为惑，蚀于阴为狐，不欲饮食，恶闻食臭。其面目乍赤、乍黑、乍白……"但此患者并不适用甘草泻心汤，刻诊可见湿疹、心烦、眠差等上焦火热壅盛、下焦湿热留驻之象，治疗原则以祛邪为主，清热燥湿、凉血解毒、托毒外出为法，以四妙散加减，配伍清热活血等药物，使湿去毒散，疗效甚佳，故随证加减本方，可见症状缓解，逐步停药未见复发。

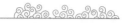

病案2

患者张某,女,9岁,体检发现血压升高,其母亲诉当时收缩压为160mmHg,双上肢血压差＞10mmHg,B超提示肾动脉狭窄,后因右侧踝关节肿痛在儿童医院住院就诊,诊断为"大动脉炎",儿童予口服甲氨蝶呤、甲泼尼龙控制病情,为求中医治疗来诊。

初诊症见:神清,精神一般,乏力,满月脸,面色白,身材矮小,体型胖,食欲减退,纳差,偶有口干,不欲饮,眠尚可,小便正常,大便质软不成形,一日一行,舌淡红,苔薄,脉细。

本病西医诊断为"大动脉炎"。中医诊断"血痹",辨证为"脾肾两虚兼血热",以六神汤加减,具体方药如下:黄芪20g,党参10g,茯苓10g,白术10g,川芎10g,白芍10g,生地10g,枸杞子10g,益母草10g,甘草5g,知母10g,骨碎补10g,续断10g,山药10g。

二诊(治疗1个月后):

症见:神清,精神一般,乏力较前缓解,满月脸,面色白,身材矮小,体型胖,纳一般,吃饭时有食欲,偶有口干,不欲饮,眠可,小便正常,大便质软成形,一日一行,舌淡红,苔薄,脉细。

治疗方面,效不更方,续用前方。

三诊(治疗2个月后):

症见:神清,精神可,乏力较前缓解,满月脸较前减轻,面色红润,纳可,偶有口干,不欲饮,眠可,二便调,舌淡红,苔薄,脉濡。

治疗方面,效不更方,续用前方。

四诊(治疗3个月后):

家属代诉,患儿未有明显不适,考虑本病迁延难愈,嘱坚持口服中药治疗,定期复查。

按语:大动脉炎早期可表现为发热、乏力等非特异性全身症状。而在晚期，随着病情的进展，将逐渐出现一系列因血管狭窄而造成的缺血症状。如眩晕、头痛、继发性高血压、脉搏减弱或无脉、肢体间歇性活动障碍等，而儿科为哑科，儿童患病往往症状不多，更加考验医者辨证的功夫。本病证属中医"血痹"。该患儿服用激素久之，药毒耗损脾土，以致满月脸，面色白，身材矮小，体型胖，食欲减退，临床上常见患者服用激素后出现脾胃虚弱，甚至脾肾两虚者，风湿免疫性疾病的治疗常需要关注这类情况。此例症见食欲减退，大便不成形，此为脾胃不足，面色白，身材矮小，体型胖，少小得此病，此为先天不足，口干不欲饮，动脉（中医之血脉）病变，此为血分有热，临床血分有热又分血瘀实热与阴伤虚热，该患儿未见明显血瘀之象，结合舌脉辨证当属脾肾两虚兼血分虚热。黄清春教授选用《幼幼新书》卷八引《赵氏家传》方之六神汤，此方功在益气养阴，健脾开胃。原方主治"小儿因病气弱，或因吐泻，胃虚生风，精神沉困，不思饮食，时时欲吐"，此处用此方乃异病同治之理。加之以四物汤为引，入血分而治病更专，去当归之辛燥以免助血分之热，熟地黄改生地以加强凉润之功，仿酸枣仁汤之义，知母配川芎以去性存用，再加枸杞子养肝肾，续断、骨碎补补肾阳、定经络，再加益母草以活血清利，使诸药配伍活而不滞。药后患儿诸症改善，续以原方调理。

主要参考文献

[1] 中华医学会风湿病学分会. 韦格纳肉芽肿病诊断和治疗指南[J]. 中华风湿病学杂志, 2011（3）: 194-196.

[2] 杨怀珠. 白塞病48例误诊临床分析[J]. 中国中西医结合皮肤性病学杂志, 2012, 11（2）: 109-111.

[3] 赵海霞, 黄威峰, 宋来新, 等. 五子衍宗方对环磷酰胺致小鼠睾丸细胞DNA损伤的影响[J]. 中成药, 2017, 39（3）: 466-470.

第九节 黄清春教授论治脊柱关节病学术思想

脊柱关节炎（spondyloarthritis，SpA）是一组慢性炎症性疾病，是关节和肌腱附着点炎症疾病的总称，常多系统受累，以脊柱和外周关节为主。这一类疾病主要包括强直性脊柱炎（ankylosing spondylitis，AS）、银屑病关节炎（PsA）、反应性关节炎（ReA）、炎症性肠病（IBD）、幼年型脊柱关节炎、未分化脊柱关节炎。SpA 好发于青壮年男性，以炎性腰背痛为主要症状，但由于早期症状不典型、基层风湿专科医生的缺乏和临床水平限制，以致该疾病常被漏诊、误诊。随着国内外 SpA 相关病种指南的更新，风湿科医生逐步认识到早期诊断、早期治疗的重要性，而且目前治疗手段日渐丰富，脊柱关节炎的残损率有所降低。中医药治疗本病颇有特色，在缓解关节疼痛、改善关节功能有一定的优势，黄清春教授临床中擅长运用中西医结合方案治疗该类疾病，尤其是在 AS 和 PsA 方面，现将经验总结如下：

一、强直性脊柱炎

强直性脊柱炎是以中轴关节慢性炎症为主的自身免疫性疾病。目前，西医治疗的主要原则是联合、足量用药以缓解疼痛，防止关节破坏和改善功能。但此类治疗药物绝大多数毒副作用大或疗效不佳，长期使用患者难以耐受。

黄清春教授认为，强直性脊柱炎的病因为肝肾亏虚，肾督不足，复感风、寒、湿、热等外邪，正如《灵枢·五癃津液别论》曰："虚故腰背痛而胫酸。"《素问·至真要大论》曰："太阳在泉,寒复内余,则腰尻痛,屈伸不利,股胫足膝中痛。"肾主骨、生髓,肝藏血、主筋。若肾精亏虚,肝阴不足,督脉、筋骨失养,至虚之处即容邪之所,风寒湿热之邪易乘虚而入。肝肾不足,邪恋经络,痰瘀形成,经络闭阻,气血不行,肾脉虚弱,而致脊椎骨变形,不能直立,弯腰及垂项,突背,身体羸瘦,形成"尻以代首,脊以代头"的状态。此外,肾虚督空,易反复感受外邪,故本病有反复发作、经久不愈的特点。

1. 治疗原则

治疗上主张先辨病、后辨证,动静结合。黄清春教授认为,根据强直性脊柱炎的病机特点,临证应标本兼顾,急则治标,缓则治本。既要祛除实邪,又要固护正气。祛邪如祛风则重视养血活血,所谓"治风先治血,血行风自灭";散寒则宜结合温阳补火;除湿宜结合健脾益气;而久痹正虚者,应重视扶助正气,补肝肾、益气血;久痹不愈,邪入经络者,在用活血化瘀法治疗的同时重用虫类药物。临床上,还应根据活动期和缓解期而分型论治。

(1)活动期

1)风湿热痹型:症见腰髋弛痛,牵掣拘急,关节红肿热痛,肢体困重,入夜尤甚,发热伴有口渴咽干,身热汗出,尿色黄赤,大便干结,舌红,苔黄腻,脉濡数。治宜清热祛风、胜湿止痛。药用痹证 1 号方:生石膏(先煎)30g,知母 12g,木瓜 15g,鸡血藤 30g,络石藤 30g,地龙 15g,桑枝 15g,忍冬藤 20g,防风 9g,薏苡仁 20g,丹参 30g,甘草 5g。

2)风寒湿痹型:症见腰背部和关节冷痛,辗转不利,逐渐加重,阴雨天或者感寒后加重,痛处喜温,体倦乏力,舌淡胖,苔白腻而润,脉象弦紧或沉迟。治宜散寒除湿、温通经脉络。药用痹证 2 号方:羌活 12g,独活 12g,鸡血藤 30g,络石藤 30g,乌梢蛇 15g，丹参 30g，秦艽 15g，制附子（先煎）9g，薏苡仁 20g，防风 9g，桂枝 9g，甘草 5g。

（2）缓解期：症见腰背疼痛，膝软酸痛无力，屈伸不利，或伴有头晕耳鸣，神疲乏力，遇劳加重，舌淡红，苔薄白，脉沉弦无力。治宜调补肝肾、通络止痛。药用独活寄生汤加减：独活 15g，桑寄生 15g，秦艽 15g，防风 9g，杜仲 15g，牛膝 15g，当归 12g，白芍 12g，制附子（先煎）9g，桂枝 9g，茯苓 20g，甘草 5g。另外，黄清春教授在临床治疗中发现 AS 患者均存在不同程度的血瘀，究其原因是：①风寒湿热邪气留着，经络闭阻，气血不畅，可以导致瘀血阻滞；②病情迁延反复，久病入络，久病多瘀。因此，方中可酌情加入桃仁、红花、川芎、赤芍等活血化瘀之品。

2. 中西医合璧

西医对 AS 治疗的目标主要为控制病情发展，阻止不可逆的骨质破坏，尽可能保护关节和肌肉的功能，改善患者的生存质量。黄清春教授主张，对部分患者起病初期宜用非甾体抗炎药联合一种慢作用抗风湿药（DMARDs），并加入具有免疫抑制作用的中成药制剂，如白芍总苷胶囊、尪痹片、昆仙胶囊等。若使用的 DMARDs 效果不好，即联用其他 DMARDs，使病情逐渐缓解。黄清春教授强调 AS 治疗早期应使用 2 种以上不同的 DMARDs 药物。若上述药物对眼有损害或者对严重外周关节炎患者无效，可短期口服小剂量糖皮质激素。难治性 AS 可使用沙利度胺，开始剂量为 50mg/d，晚上睡前服用，每隔 10 日增加 1 倍，直至达到 200mg/d，但需监测其不良反应。

3. 重外治

（1）中药熏蒸和敷贴：中药熏蒸具有内病外治、由表透里、舒筋通络、发汗而不伤营卫的特点，可以治疗 AS 引起的脊柱疼痛、关节肿胀等。根据部位，可选择熏1方和熏2方。对于四肢部位，可用熏1方(羌活、独活、防风、桂枝、细辛、川芎、海风藤、徐长卿、姜黄、苏木、冰片等)以祛风除湿、温经散寒、活血通络；对于颈、肩、腰、背部位，采用熏2方(羌活、独活、桂枝、制川乌、制草乌、姜黄、千年健、威灵仙、杜仲、续断、牛膝、冰片)以温补肾阳、强壮筋骨为主。根据寒热辨证不同，局部敷用外敷1号方或2号方。偏热者用外敷1号方(红藤、石膏、桑枝、丹参、制乳香、制没药、鸡血藤、苏木、木瓜、冰片等，研粗粉，水调局部外敷，具有清热消肿、活血止痛功效)，以治关节红肿热痛、屈伸不利；偏寒者用外敷2号方(制川乌、制草乌、细辛、松节、威灵仙、透骨草、丹参、白芷、独活、冰片等，研粗粉，水调局部外敷，具有祛风除湿、散寒止痛功效)，以治风寒湿痹、关节冷痛。

(2)微创扩张松解术：临床上，AS可见双侧骶髂关节和双髋关节破坏、关节间隙狭窄，局部关节、肌肉、肌腱、韧带出现炎性粘连，导致晨僵，关节畸形、挛缩等。对此，黄教授采用局部微创扩张松解术，用针刀剥离粘连组织，松解痉挛的肌肉，切断部分痉挛的肌纤维，在局部造成一种无菌性炎症，使局部出现大量的吞噬细胞，促进机体的内在重新修复，解除局部粘连，疏通经络，使局部血液循环得以改善，恢复关节功能；同时嘱咐患者做深呼吸、双手爬墙、游泳、慢跑等运动，维持关节的正常活动。

(3)关节腔局部注射：对骶髂关节、髋关节、外周关节疼痛，黄教授常予正清风痛宁片内服或蛇毒注射液局部注射，可以很好地缓解局部疼痛、改善关节功能。

二、银屑病关节炎

银屑病在民间被称为"牛皮癣"，且分为多种类型。最常见的表现是皮肤上长出鱼鳞一样的银白色鳞屑，严重时鳞屑片状脱落，皮肤上血迹斑斑。本病难治且易复发。因此，在大多数人看来，银屑病关节炎很可怕，是一种无法根治的"绝症"。

但黄教授认为：银屑病（银屑病关节炎）如同高血压、糖尿病一样可治、可控，只要遵循合理的治疗方案，就能在很大程度上控制症状，使患者获得较好的生活和工作质量。而中西医结合治疗此病，相对单纯的西医或中医治疗，往往有"1+1 大于 2"的功效。

（一）年近六旬患病 16 年辗转求治

58 岁的何先生，患银屑病关节炎 16 年余，一直在本地西医院求治，长期采用甲氨蝶呤片和生物制剂治疗，早期相当一段时间控制较好，病情稳定。随着生物制剂的减量，患者病情容易复发并出现反复感染，何先生后来慢慢停药，没有坚持继续治疗。近 2 年来病情加重，出现关节疼痛僵硬，皮疹瘙痒难忍，寝食难安。经过多方打听，何先生抱着一试的心态，找到黄教授寻求中医药治疗。首诊时见何先生全身散在红斑和斑块，小的如豆粒、大的如苹果般大小。皮疹上覆盖银白色鳞屑，鳞屑片状脱落，刮去后可见点状出血点，双手指甲呈顶针样改变，双手小关节、膝关节、腰部疼痛，下蹲、弯腰、转头不灵活，炎症指标（C 反应蛋白、血沉）偏高。黄教授诊断患者处于银屑病关节炎高度活动期，属于中医证型的湿热瘀阻，鉴于患者之前用进口生物制剂加口服抗风湿药联合消炎止痛药方案病情容易反复，黄教授在原西医方案基础上辨证给予中药汤剂口服。以中药助患者"滋阴清热、活血通络"，治疗 2 周后复诊，何先生症状好转，面部红斑鳞屑消退，胸背部红斑鳞屑稍见减轻，关节疼痛僵硬好转，炎症指标较前下降。

（二）中西医结合，全程管理治疗银屑病关节炎

临床上，针对何先生这类难治的顽固银屑病关节炎患者，黄教授多年来渐渐积累和形成了一套中西医全程管理治疗的办法，效果明显。

1. 急性期以西医治疗为主，中医和西医相结合。主要采用西医抗风湿类药、非甾体抗炎药、生物制剂等，尽快控制银屑病皮损的同时控制关节炎症、减缓关节破坏进展。同时辅以中药复方辨证论治内服与外用治疗，达到功效互补、增强疗效、减少不良反应与副作用发生的目的。

2. 稳定期注重中医中药的整体调节作用，帮助患者改善关节功能，提高生活质量，防止关节残毁的发生。治疗策略主要以中医中药辨证对患者的体质进行调理为主，减少西药的种类和剂量。目前银屑病关节炎中医辨证普遍分为风寒阻络证、血热风燥证、湿热蕴结证、热毒炽盛证、肝肾亏虚证5种证型。黄教授采用辨病辨证结合的方法，在对应中医证型推荐方药基础上加予莪术、赤芍、乌梅、肿节风、土茯苓等，并适当辅以中药外洗等进一步治疗。这个阶段中药占据治疗的主导作用。

3. 患者病情发作时皮肤发痒发热，渗血型患者发病时间多是春初与炎夏，皮肤会产生裂口、肉芽和渗血，脓疱型患者发病时间多为秋末冬初，皮肤瘙痒难耐会令患者坐立不安。广东省中医院皮肤专科根据多年临证经验，研制出的院内制剂银屑灵，内服可起到祛风燥湿、清热解毒、活血化瘀的功效，茶菊脂溢性洗液外洗有清热除湿、祛脂杀虫、散风止痒、润燥生发等功效。

黄教授强调，银屑病关节炎想要疗效好，除了长期坚持规范的专科治疗以外，日常生活的调理保养也至关重要，患者注意生活细节能有助于减少疾病复发或加重。

该类患者长期采用免疫抑制剂及生物制剂治疗,会导致自身免疫力降低,尤其在季节更替时容易出现呼吸道方面的问题,所以平时需要注意休息,劳逸结合,预防感染。

此外,银屑病关节炎患者在寒冷、干燥的环境中,容易出现皮疹、关节症状加重的情况,表现为冬天加重、夏天缓解,故日常生活中需要注意保湿和保暖。日常饮食方面,建议多补充蛋白质,少吃芒果、菠萝、荔枝、榴莲等助湿或热性水果,尽量戒烟戒酒,保证新鲜瓜果蔬菜的摄入量,适当补充维生素。

三、验案举隅

病案1

患者,男,33岁,2009年1月14日初诊。以"反复腰骶酸痛伴活动受限11年,加重1周"入院,既往间断在外院不规范治疗。1周前因劳累后疼痛明显加重,至门诊就诊。症见:神清,精神疲倦,腰骶部疼痛僵硬,活动受限,伴腰酸软,头晕、耳鸣。查体:腰骶部活动受限,双下肢骶髂关节分离试验(4字试验)阳性,枕墙距2cm,指地距15cm,颌柄距1cm,胸廓活动度2cm,脊柱下部前弯(Schober试验)5cm,脊柱痛视觉模拟评分法(VAS)6分。舌暗红,苔薄白,沉弦。辅助检查:骨盆平片示腰椎旁韧带增厚、小关节面部分欠清,双髋、骶髂关节骨质所见符合强直性脊柱炎。人类白细胞抗原B27(HLA-B27)(+),红细胞沉降率66mm/h,C反应蛋白37g/L。西医诊断为强直性脊柱炎。中医诊断为大偻(肾虚血瘀)。

西药:塞来昔布胶囊0.2g,口服,每日2次;柳氮磺吡啶0.75g,口服,每日2次;益赛普25mg,皮下注射,每周1次,左右臂交替。中成药:痹祺胶囊3粒,口服,每日2次。中药7剂,处方:狗脊30g,桑寄生15g,熟地黄15g,骨碎补30g,杜仲15g,

桂枝 15g,白芍 15g,知母 15g,独活 15g,羌活 15g,续断 15g,防风 15g,威灵仙 15g,川牛膝 15g。

二诊(治疗 1 个月后):

症见:神清,精神可,腰骶部无疼痛仍有僵硬,轻度活动受限,腰酸软明显好转,无头晕、耳鸣。查体:腰骶部轻度活动受限,双下肢 4 字试验阴性,枕墙距 2cm,指地距 10cm,颌柄距 1cm,胸廓活动度 2cm,脊柱下部前弯(Schober 试验)6cm,脊柱痛视觉模拟评分法(VAS)4 分。辅助检查:红细胞沉降率 38mm/h,C 反应蛋白 20mg/L,舌暗红,苔薄白,沉弦。

继续予塞来昔布胶囊、柳氮磺吡啶、益赛普、痹祺胶囊等治疗,中药汤剂于首诊方基础上加川芎 15g,赤芍 20g 活血化瘀,同时予中药熏蒸治疗,予熏 2 方温补肾阳、强壮筋骨。

三诊(治疗 2 个月后):

症见:神清,精神可,腰骶部无疼痛仍有僵硬,轻度活动受限,无腰酸软,无头晕、耳鸣,眠差,查体:腰骶部轻度活动受限,双下肢 4 字试验阴性,枕墙距 2cm,指地距 10cm,颌柄距 1cm,胸廓活动度 2cm,脊柱下部前弯(Schober 试验)6cm,脊柱痛视觉模拟评分法(VAS)2 分。辅助检查:红细胞沉降率 10mm/h,C 反应蛋白 6mg/L 舌暗红,苔薄白,沉弦。

考虑病情逐渐趋向稳定,予益赛普减量至 25mg,皮下注射,每周 1 次,左臂执行,继续塞来昔布、柳氮磺吡啶、痹祺胶囊及中药熏洗等治疗,中药汤剂方面,于二诊方基础上去威灵仙,加龙骨、牡蛎镇心安神。并对腰骶部行局部微创扩张松解术。

四诊(治疗 5 个月后):

症见:神清,精神可,腰骶部无疼痛偶有僵硬,无明显活动受限,无腰酸软,无头晕、耳鸣,眠可,查体:腰骶部活动可,双下肢 4 字试验阴性,枕墙距 2cm,指地距 6cm,颌柄距 1cm,胸

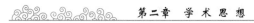

廓活动度 2cm,脊柱下部前弯(Schober 试验)8cm,脊柱痛视觉模拟评分法(VAS)0 分。辅助检查:红细胞沉降率 6mm/h,C 反应蛋白 0mg/L 舌暗红,苔薄白,沉弦。

考虑病情维持稳定,予益赛普减量至 25mg,皮下注射,每 10 日 1 次,左臂执行;继续塞来昔布 0.2g,口服,隔日 1 次;柳氮磺吡啶 0.75g,口服,每日 2 次;痹祺胶囊及中药熏洗等治疗。中药汤剂方面,于三诊基础上去龙骨、牡蛎。并结合临床宣教、心理疏导。现患者病情稳定 1 年,已停益赛普,维持口服药治疗。

病案 2

患者男,37 岁,2019 年 7 月 10 日初诊。主诉:全身多发皮疹伴多关节肿痛 1 年余。现病史:患者 1 年前无明显诱因出现周身红斑鳞屑样皮损,伴全身多关节轻度肿痛,遂至当地皮肤科住院治疗,查血沉升高,RF(-),抗 CCP 抗体(-),抗核抗体谱、血管炎三项未见异常,诊断为银屑病性关节炎,予外涂卡泊三醇、氯氟舒松软膏,口服阿维 A 胶囊,经治疗后,患者皮疹、关节疼痛稍改善后出院。出院后病情反复,遂来我科就诊。查体:全身散在鳞屑性皮疹,以四肢及躯干为主,刮除鳞屑后显露发亮薄膜,可见点状出血,双手指间关节、双腕、双肩、双膝、双髋关节不同程度压痛,弯腰困难,关节痛性受限,指甲顶针样改变,束发征(-)。舌红,苔黄腻,脉弦。中医诊断:白疕(风热毒侵,湿热内结);西医诊断:银屑病性关节炎。西药予甲氨蝶呤 10mg,每日 1 次;依托考昔 60mg,每日 1 次;正清风痛宁缓释片 60mg,每日 2 次。中药处方:牡丹皮 15g,青黛(包煎)10g,金银花 20g,连翘 20g,半枝莲 20g,地肤子 20g,蝉蜕 10g,羌活 10g,独活 10g,蜂房 10g,红花 10g,共 14 剂,每日 1 剂,水煎温服。

2019 年 7 月 26 日二诊，皮疹范围减小，基底部不红，鳞屑减少，仍有瘙痒，舌红，苔白，脉弦。维持西药方案不变，中药在前方基础上去青黛、金银花、连翘，减轻清热解毒之力，加乌梢蛇取其祛风通络止痛之力，继服 14 剂。

此后患者复诊时皮疹及关节症状进一步缓解，黄教授根据病情变化加减，逐步减少非甾体抗炎药用量，并在中药处方中加用茯苓、白术、生姜顾护脾胃，患者目前病情稳定，可正常工作生活。

第三章 学术传承

第一节 黄闰月学术思想特点

黄闰月，男，教授，博士研究生导师，香港中文大学医学院博士，荷兰乌特列支大学访问学者，广东省中医院风湿免疫研究团队主任。中华中医药学会青年人才托举工程被托举人、广东科技创新青年拔尖人才、广东省杰出青年医学人才、珠江科技新星。中华中医药学会风湿病分会委员、广东省中医药学会风湿病专业委员会副主任委员、广东省社区卫生学会风湿康复分会副主任委员、中华中医药学会免疫学分会青年副主任委员。

黄闰月师从国医大师李济仁先生和岭南风湿病名家黄清春教授，在承鉴黄清春教授"风湿病分期论治"学术思想的基础上，结合李济仁先生的思想，总结提炼出风湿病"脾肾两虚、湿瘀互结"的核心病机。在丰富的临床实践中，积极推广"中西医融合治疗风湿病"的理念，以期达到更好的临床疗效。此外，注重名老中医学术传承与现代科学技术及循证医学的相互结合，在传承中医经典的同时，亦积极推进中医药的现代化与国际化。

一、风湿病核心病机——脾肾两虚，湿瘀互结

风湿病的病机往往并不单一，常常虚实夹杂，难分难解，而

"脾肾两虚,湿瘀互结"便是其中的核心。脾为"后天之本",《黄帝内经素问集注》曰:"脾主运化水谷之精,以生养肌肉,故主肉",肾为"先天之本",亦为五脏阴阳之本,"肾主身之骨髓",主肌肉、主骨的脾肾往往为风湿病的常见病位,而阻遏气血的湿浊与血瘀为风湿病的常见实邪。

脾虚、肾虚、湿浊与血瘀为风湿病的基本病机,且彼此之间常常互为因果,并不完全独立。如类风湿关节炎(尪痹)活动期的病机主要为湿热瘀阻,湿郁化热,阻滞血行不畅则瘀,湿热瘀相结则更加难分难解,导致局部气血瘀滞不通,疼痛难忍,久病更使脾之气机困遏、肾之阴阳失调,最终发展为脾肾两虚证。痛风病的根本病机在于肾虚,以脾肾阳虚为主,脾为气机之枢纽,主运化,脾虚则气机不畅,不能运化水液,而肾主封藏,主水,司开阖,为水之下源。脾肾两虚则气化不能,水道不调,内湿产生,浊毒不得排,继而湿浊瘀阻于经络关节,导致痛风发作;强直性脊柱炎(大偻)亦是以肾虚为本,根据阴阳寒热不同,在临证上常表现为肾虚督寒或肾虚湿热;系统性红斑狼疮(阴阳毒)等结缔组织疾病亦常常因脾肾亏虚,湿瘀内结,虚实夹杂,邪毒难去,继而发病。

综上,风湿病的病机无不以脾肾两虚为核心,以湿瘀互结为主邪,治疗上应根据虚实轻重,以调补脾肾为本,从祛湿化瘀入手,辨病辨证而论治,使正气安而邪毒去。

二、中西合组,优势互补

1. 辨病辨证

笔者曾在欧洲风湿病研究中心之一的荷兰做访问学者1年,对风湿病的诊断和治疗有深刻理解,认为在诊治风湿病的过程中,既要符合西医学的诊断标准,也要进行准确的中医辨证,将辨病与辨证相结合,以明确既往根源,把握现有征象。如对于强直性脊柱炎,既要结合患者临床症状体征与辅助检查,根据国际最新诊断标准进行判别,也要在此基础上进行中医体系的脏腑阴阳虚实寒热辨证,或辨为肾虚督寒,或辨为肾虚湿热,或兼有脾虚证,以求为疾病的进一步治疗提供最佳方案。如系统性红斑狼疮,只要符合诊断标准,首选以四物汤为底方,因阴虚内热为狼疮患者的基本证候,然后再根据兼夹证进行化裁。辨病与辨证的结合可正确认识疾病的转化与预后,两者结合,相得益彰。

2. 减毒增效

免疫抑制剂、糖皮质激素和非甾体抗炎药等是治疗风湿病的常用药物,但这些药物常常给患者带来不同程度的不良反应,如胃肠道反应、肝肾损伤、血液系统、骨髓及生殖功能抑制等。面对不同的风湿病,免疫抑制剂、激素和非甾体抗炎药作为基础用药不可随意舍去。在使用这些西药的同时,应辨脏腑、明病机,合理地使用中药来顾护脾胃、调补肝肾,将中西药进行合理的结合组方,可很好地减轻毒副作用,并增强原有的药物疗效,达到减毒增效之功。如针对甲氨蝶呤的胃肠道反应及骨髓抑制的副作用,常在中药处方中加用四君子汤或焦三仙等顾护脾胃,并指导患者平时以代茶饮或药膳的形式使用八珍汤或参苓白术散等增强体质。

3. 优势互补

中药和西药各有其优势所在,并不能完全相互替代,对于大多数风湿病,急性期常以西药快速抗炎控制病情为主,在缓解期和慢性期,则可以中药稳定病情防止复发为佳。此外,中医药还可以有效保护和提高内脏功能,如痛风作为代谢性疾病,降尿酸治疗是基本目标,而相比于中药,西药具有较强的降低血尿酸的作用,这是西药的一大优势,但常用的降尿酸药物无法恢复已损的肾脏功能。在治疗痛风病的过程中,在规范降尿酸治疗的基础上,加以辨证地使用中药,善用"提壶揭盖"等妙法,在辅助降低血尿酸水平的同时,还可有效调补脾肾、固本培元,有效提高肾小球滤过率,达到治本之效。

在临床实践中,"提壶揭盖"法的方药不仅可以辅助降尿酸药物持续降尿酸,还可以有效改善肾小球滤过率,提升肾功能,从而增强肾脏排出尿酸的能力。用老百姓通俗能懂的大白话来讲,"提壶揭盖"法辅助西药降尿酸的本质可理解为打开被尿酸等湿浊堵塞的肾小球"滤孔",中药辅助西药降尿酸的同时能更好地保护肾脏。尿酸盐的微小结晶,再小都是带"刺"的,会损伤肾小球和肾小管,用"提壶揭盖"法将肾脏"滤孔"的这些东西清洗掉,正是从根本上对肾脏的保护。对于"提壶揭盖"法与西医规范治疗的有机结合,可以作这样的比喻:使用降尿酸药相当于提升了筛子的功率,而中药"提壶揭盖"法则相当于把筛子的网孔清理干净。可见,中西药各有其特点,中西融合、双管齐下是临床治疗风湿病的最科学和最佳选择。

三、师从国医,面向国际

1. 师承国医大师李济仁

笔者作为李老的弟子,深谙李老"调寒热、和气血"的治病理念,在治疗风湿病的过程中,常常将李老的治痹思想与自身的临床实践相结合,如类风湿和强直都是肾虚为本,病久脾虚,脾肾两虚,气血不调,寒热偏颇,在理解这点的基础上,充分发挥李老的学术思想,以健脾补肾为根本,以调寒热和气血,常用杜仲、白术、熟地黄等中药调脏腑气血,使人体寒热中正、脾肾气血安和。此外,笔者亦承习了李老"藤类治痹"的临床经验,在健脾补肾基础上,在辨清寒热的基础上使用络石藤、海风藤、清风藤等藤类药,在痹证治疗中常能发挥独特效果。对于类风湿关节炎和强直性脊柱炎这类骨痹之病,在使用清风藤、鸡血藤、羌活、独活、粉萆薢、丹参等药祛风除湿、化瘀除痰而祛邪之余,不忘使用黄芪、仙灵脾等以健脾补肾为根本。而对于痛风这类湿郁化热之病,笔者常常沿袭李老祛湿除痹、解毒化浊的经验体会,善用土茯苓、粉萆薢等药,使湿火邪毒得去,病痛得减。

笔者以结合岭南风湿流派与自身临床实践为基础,融合风湿病"脾肾两虚,湿瘀互结"的核心病机,充分发挥李老的学术经验,将国医大师李老的治痹经验在岭南进行传承创新。

2. 推动中医药国际化发展

血瘀是类风湿关节炎的重要病机和证候,笔者首次发现并命名了自我反馈激活的细胞信号通路——"COX-2/TxA2自反馈激活通路",并通过进一步的临床与实验研究证实该通路是类风湿关节炎血瘀证的重要分子基础。抗风湿药物是国际公认的治疗类风湿关节炎的西医基础用药,针对类风湿关节炎的血瘀病机,笔者在承继国医大师等名老中医经典的治痹经验与学术思想的基础上,率领团队积极开发中药复方,联合黄清春教授和国际风湿病学家,首次提出"中药复方DMARDs"的学术理念,将既往认为中药复方治疗类风湿关节炎只能是从属地位的观念,提升到一线用药的地位,证实了现代中医药方案的疗效稳定性与安全性,为类风湿关节炎的治疗提供更多、更佳的药物选择。

笔者立足临床,积极推进中医药的传承创新,努力将中医药推向国际,主导承担广东省中医院与深圳华大基因股份有限公司、澳门大学、荷兰乌特列支大学、瑞典卡罗林斯卡医学院、欧洲抗风湿病联盟等机构的交流合作,将传统的中医经典与现代精准治疗方案及现代循证医学相结合,促进了中医药在国际风湿病领域的进一步发展。

四、结语

作为岭南黄氏风湿病流派的一员,笔者深掘老师黄清春教授的风湿病诊治经验,并结合更多名家之长与自身体会加以提炼升华,为岭南风湿病流派的发展和传承做出一定贡献。经过在香港中文大学医学院的西医学博士研究、广州中医药大学的中西医结合博士后工作,以及在欧洲的访学,笔者熟知风湿性疾病国际诊疗标准的制定流程和风湿免疫类疾病规范化治疗的重要性,并结合所学的传统中医,中西医融合治风湿,进一步提高了风湿病的诊疗水平。笔者在研习李老治病理念、传承其学术思想的同时,亦不忘融汇各名老中医的经典治病经验,将传承国医经典与致力科学研究相结合,研发新的中药复方,推动中医药治疗风湿病的现代化与国际化发展。

第二节　黄闰月学术思想举隅

一、从肝论治类风湿关节炎刍议

类风湿关节炎无论从病因病机或临床表现上看,皆与肝密切相关。类风湿关节炎是一种以对称性、多关节炎为主要表现的慢性、全身性自身免疫性疾病,其病理特征为增殖性滑膜炎,炎症可进一步累及关节局部血管、软骨和软骨下骨,导致骨破坏和关节畸形。病情严重者还可以影响全身多个器官,如心、肺、血液系统等。本病属中医学"痹证""历节"等范畴。在临床中发现从传统理论的风、寒、湿三邪论治类风湿关节炎的效果往往不甚理想,而从肝论治类风湿关节炎可取得不俗疗效。在查阅文献、反复思考后,我们逐渐领悟到了从肝论治类风湿关节炎的理论基础与临证要点,现陈述如下,抛砖引玉,期与同道共磋:

(一)从病因病机上看肝与类风湿关节炎的关系

对类风湿关节炎病因病机的认识,古人的侧重点在于祛风散寒除湿,将祛除外邪作为治疗痹证的基本准则。在天寒地冻缺少必要御寒物品且食物相对匮乏的古代,外邪可能是导致类风湿关节炎的主要病因。然而随着社会的发展、生活方式的变迁,如今单一从外邪论治类风湿关节炎往往疗效欠佳,临床上类风湿关节炎多以肝气郁结、肝血亏虚、肝肾不足为表现。

1. 不通则痛——肝失疏泄参与了类风湿关节炎的发病过程

肝与春气相通应,为东方之木,以升为常。人体之肝主疏泄,喜条达而恶抑郁,肝失疏泄可导致躯体疼痛的出现,如明代《医学入门》指出"周身掣痛麻者,谓之周痹,乃肝气不行也"。究其缘由,则有三方面的原因。一方面,肝气的疏泄作用,主要体现在调畅全身气机,使脏腑经络的气机运行畅通无阻。一旦肝失疏泄,则脏腑经络之气机闭阻,气血运行不畅,肢体关节麻木不仁,屈伸不利,易发为类风湿关节炎;另一方面,若肝气不疏,气滞日久,血涩而不畅,不疏之气必致瘀滞之血。瘀滞日久,血中津液旁渗,又可产生痰湿。若停痰留瘀与风寒湿热之邪结于关节,阻滞经络,外邪痰瘀互结可出现关节肿大、强直、畸形等类风湿关节炎典型表现;此外,类风湿关节炎病势缠绵难愈,易于反复,反过来又可加重肝气郁结。

2. 不荣则痛——肝血不足为类风湿关节炎重要内因

肝主藏血,《素问·五脏生成论》曰:"故人卧血归于肝,肝受血而能视,足受血而能步,掌受血而能握,指受血而能摄。"肝贮藏血液,可濡养肝脏及其形体官窍。肝主筋,《素问·痿论》载"肝主身之筋膜",筋即筋膜,包括肌腱和韧带,附于骨而聚于关节,是连接关节、肌肉,主司关节运动的组织。正是由于筋的收缩、弛张,关节才能运动自如。筋依赖于肝血的濡养,肝血充足则筋得其养,才能运动灵活而不受限制。反之,若肝血不足,血液不能正常流布,筋骨关节和手足关节失于濡润,则可见类风湿关节炎之手足关节僵硬不适或筋骨关节肿胀之证。如明代秦景明的《幼科金针》所记载:"痹者,内因肝血不足,外被寒湿所中,盖肝主筋,通一身之血脉也。"清代陈士铎在其著作《辨证录·痹证门》中亦阐述了一致的观点:"肝之所以成痹者人知之乎?虽风寒湿三者成之,然亦气血之不足而成之也。"

3. 肝肾亏虚——类风湿关节炎病情不断进展的根本原因

《金匮要略·中风历节病》谓:"寸口脉沉而弱,沉即主骨,弱即主筋,沉即为肾,弱即为肝,汗出入水中,如水伤心,历节黄汗出,故曰历节。"阐述了本病内因方面是由于肝肾两虚和气血不足,正虚则外邪侵入,与正气相搏,故成"历节"。类风湿关节炎病位在关节,关节由筋脉和骨组成。肝主筋,肾主骨,故类风湿关节炎主要与肝肾两脏关系密切。而中医学认为肝肾同源。肝主藏血,肾主藏精,肝肾同源以精血互生为基础。若肝血不足,下汲肾精,致肾精亏损,不能充骨生髓以营养骨和关节,可致筋脉挛缩,骨质疏松。类风湿关节炎后期常见的骨质侵蚀、关节毁损,是由关节周围滑膜增生、血管翳形成所导致,这与肝肾同源互化,久病肝损及肾而致骨病的中医认识有着高度的相似性。

(二)从临床表现上看肝与类风湿关节炎的关系

临床上,通过仔细分析类风湿关节炎患者的流行病学特征、症状及合并症等方面,皆提示肝与类风湿关节炎间的密切关联。

1. 发病人群

类风湿关节炎的高发人群主要是中年女性,女性发病率为男性的 2~4 倍,这与女子以肝为先天、以血为用的生理基础密切相关。肝主血海而通于冲脉,张锡纯在《医学衷中参西录》中说:"冲脉也,居脐之两旁……在女子则上承诸经之血,下应一月之信。"唐容川的《血证论》亦云"血液下注,内藏于肝,寄居血海""肝主藏血,下行胞中、血海"。女性以血为本,月经每月而至,常可致肝血不足,冲脉空虚,筋膜关节失于濡润,风寒湿热之邪易于入侵,故类风湿关节炎女性多发。

2. 发病季节

临床观察,类风湿关节炎多于春季发病或加重。有学者对 68 例类风湿关节炎患者初次发病时间进行分析,其中春季初次发病病例占 41.18%、夏季 16.18%、秋季 11.76%、冬季 30.88%,说明春季类风湿关节炎初次发病人数较多,相关性最大;而对辽宁地区 3 407 例类风湿关节炎患者的入院时间进行统计分析,结果提示春季为入院高峰时期。这可能与春季肝气当令相关。

3. 晨僵

晨僵是类风湿关节炎的主要临床表现之一,且晨僵时间多长于 1 小时。早上 3 时至 9 时(寅时至辰时)是少阳之时,与肝相应,为阳气升发之时。晨起之后气血的敷布与肝脏关系密切,肝失疏泄可导致关节周围的软组织充血、渗出及水肿,肌肉的张力增加,肌腱的滑动和关节囊被动伸展受阻而出现晨僵。

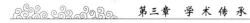

4. 关节症状

类风湿关节炎受累关节以四肢小关节为主，这与肝的中医学经络及功能分区相关，如《傅青主男科》曰"手足，肝之分野"，指出手足病变与肝有着密切的关系。

此外，类风湿关节炎关节症状主要由滑膜炎引起，增殖性滑膜炎是类风湿关节炎的基本病理改变。无论从结构还是功能方面来看，滑膜都可归属于中医学"筋"的范畴。筋的功能主要体现在两个方面：一是筋附于骨和关节处，具有约束骨骼的功能；二是筋连于关节，能屈能伸，筋对骨关节起到连接和控制作用，附在骨上产生运动，故《素问·五脏生成》曰"诸筋者皆属于节"。现代人体解剖学中滑膜位于关节囊的内层，由柔润的疏松结缔组织膜构成，衬贴于纤维膜的内面，其边缘附着于关节软骨的周围，包被关节内除关节软骨、关节唇和关节盘以外的所有结构，而反复的滑膜炎是造成类风湿关节炎骨破坏的主要关键，这也从另外的角度提示肝主筋与类风湿关节炎之间的关联。

5. 关节外症状

类风湿关节炎患者除关节肿胀疼痛的症状外，还多伴有心烦、易怒、口干、口苦、胸闷、腹胀、胁痛、嗳气频繁、头痛、耳鸣、失眠等肝气不舒的表现；面色萎黄、指甲无华易脆、血红蛋白偏低等肝血不足的表现；舌象可见舌两侧由唾液堆积形成的肝郁线，脉象多弦。

6. 情志因素

类风湿关节炎患者性格多属内向型，多敏感、焦虑和抑郁，并往往伴有情绪焦虑、抑郁时加重的特点，尤其多见于女性患者，其情志因素更为突出。国外一项研究表明，类风湿关节炎患者抑郁发生率为21%~34%，明显高于正常人群（5.6%）；国内一项纳入2 156例类风湿关节炎患者的研究同样提示，类风湿关节炎多伴有焦虑(33.67%)与抑郁(53.02%)状态。此外，最新研究显示，不仅类风湿关节炎存在一定程度的抑郁焦虑症状，反过来焦虑抑郁可能与早期类风湿关节炎的发病与疾病活动有关。这与肝主疏泄、调情志的功能相关。肝脏疏泄失度，可见焦虑抑郁等情绪失常症状；另一方面，由于类风湿关节炎的长期折磨，关节疼痛或肿胀畸形，导致患者生活不能自理，自信和尊严受到影响，心情抑郁，又可加重肝气不疏，气机郁滞。

7. 合并症

类风湿关节炎多合并干眼症、自身免疫性甲状腺疾病，若从中医的视角进行解读，同样提示了类风湿关节炎与肝的相关性。肝开窍于目，国外报道类风湿关节炎患者出现干眼症的情况约为 20%，在我国为 10%~25%，而在一些地区甚至 34% 左右的患者合并严重的干眼症，还有 21% 的患者为可疑干眼症；甲状腺为肝经循行部位，国外一项包括 1 021 名类风湿关节炎患者和 1 500 名健康者的 Meta 分析结果表明，类风湿关节炎患者的甲状腺抗体阳性率明显高于对照组。哥伦比亚也有类似的研究结果，对 800 例已确诊的类风湿关节炎患者进行队列研究，结果显示 TGAb 与 TPOAb 的阳性检出率分别为 37.8%、20.8%。

(三)从肝论治类风湿关节炎初探

历代医家，虽多从风、寒、湿、热邪论治痹证，但体现从肝论治的记载或医案亦不在少数。如《伤寒论》第 146 条记载"伤寒六七日，发热微恶寒，肢节烦痛，微呕，心下支结，外证未去者，柴胡桂枝汤主之"，用疏肝理气之柴胡剂治疗关节疼痛。《备急千金要方》治疗名方独活寄生汤，以熟地黄、杜仲、牛膝、桑寄生补益肝肾、强筋壮骨为主药，益以当归、白芍、川芎和营养血，党参、茯苓、甘草扶脾益气，配以肉桂温通血脉，鼓舞气血运行，另独活、细辛入肾经搜风蠲痹，祛邪外出，秦艽、防风祛风邪，行肌表，且能胜湿，共成补益肝肾，扶正祛邪之剂。《太平惠民和剂局方》逍遥散，其主治有"肢体疼痛"。恰如《傅青主女科》一书中记载："手足心腹，一身皆痛，将治手乎？治足乎？治肝为主。盖肝气一舒，诸痛自愈，不可头痛救头，足痛救足也……此逍遥散之变化也。舒肝而又祛湿祛火，治一经而诸经无不愈也。"出自《医学衷中参西录》之曲直汤，治肝虚腿疼，左部脉微弱者，方中以大剂量山萸肉补肝经气血，并辅以化瘀通络之品共治肢体痹痛。

基于上述认识，结合类风湿关节炎的疾病分期，笔者对从肝施治进行浅析。

1. 早期治以疏肝理气

类风湿关节炎发病早期尚未出现骨质侵蚀与关节毁损，多以肝气郁结为主要表现，疏肝理气当为主要治法。治疗上可辨证选用柴胡类方为基本方，如小柴胡汤、四逆散、柴胡桂枝汤、柴胡加龙骨牡蛎汤、逍遥散、柴胡疏肝散等，根据是否兼夹有风寒湿热或痰瘀等而随证加减。

2. 中晚期兼顾养肝血、补肝肾

类风湿关节炎病情持续进展，则可出现肝血不足及肝肾亏虚的表现。骨为肾所主，灌注渗润之液为肝血所属，而关节结构之滑膜韧带（筋）为肝所主，治以养血柔肝、补益肝肾。针对肝血不足，在疏肝理气方药基础上可合用当归芍药散，从调和气血入手，使人体营血充盈，对抗抵御外邪，对内濡养筋骨，以达到治疗的目的；针对疾病后期关节骨质的毁损，当以补益肝肾为主。用药上可重用大剂量生地温散蠲痹，补肝肾而滋阴润络，可同时配伍乌头、附子、淫羊藿温补肾阳之品，共同发挥补益肝肾，扶助正气的作用。或辨证选用独活寄生汤、曲直汤、甜瓜鹿茸丸等方剂。

(四)结语

类风湿关节炎的论治,多遵循《素问·痹论》外感风寒湿之说,这种传统的理论一直约束着我们对类风湿关节炎的治疗思路,影响着学术的研究和发展。基于上述肝与类风湿关节炎在病因病机及临床表现上存在的广泛联系,我们提出从肝论治类风湿关节炎,以期为类风湿关节炎的临床治疗提供参考。

主要参考文献

[1] 丁琳琳,李院魏,张子扬,等. 春季发病与秋季发病的类风湿关节炎临床表现异同的研究 [J]. 风湿病与关节炎,2017,6(11):24-27.

[2] 郭静波,李亮,杨建乐. 类风湿关节炎患者焦虑抑郁调查分析 [J]. 风湿病与关节炎,2012,1(3):28-29,36.

二、近十年治疗类风湿关节炎文献中医证候分布与遣方用药规律分析

类风湿关节炎是一种以对称性多关节为表现的慢性、进行性、侵蚀性的全身性自身免疫疾病,其病理特点是关节滑膜增生及慢性炎症和血管翳形成,继而造成对关节骨质的破坏,导致关节的畸形和功能丧失。持续存在的滑膜炎最终导致关节组织包括肌腱、关节囊、软骨和骨进行性和不可逆破坏以及功能障碍。本病病因及发病机制至今未明,因此给治疗带来极大的困难。类风湿关节炎属中医学"痹证"范畴,中医药治疗本病的临床疗效取决于辨证与遣方用药的准确性,本研究对 2008—2018 年的 10 年间中医药治疗类风湿关节炎文献进行检索,系统整理证候分型、舌脉表现、方药使用,并进行统计分析,总结其证候分布特点与遣方用药

规律,以期为临床治疗类风湿关节炎辨证及遣方用药提供借鉴。

(一)研究方法

1. 文献检索

选择"中国知网"数据库,以"类风湿关节炎"和"治疗"为检索词进行主题词检索,检索时间范围设定为 2008 年 1 月—2018 年 5 月,通过阅读所检索到的文献题目及摘要,排除非中医药治疗类风湿关节炎相关研究。对于综述性文献,依据其参考文献查找原文献,将其作为目标文献进行手工检索。

文献资料的管理用文献管理软件 Note Express(NE)对文献题录进行管理、查重和精简,最后根据题录下载全文。文献检索采用 2 人独立背靠背方式进行,以确保检索结果的准确性和可重复性。

2. 文献选择标准

(1)纳入标准:有关中医和中西医结合临床辨证治疗 RA 的文献,文献类型包括专家经验、中医辨证分型治疗、病例报告、病例分析、病例对照试验研究等。

(2)排除标准:①无明确证候类型或无具体方药组成的文献;②非内服药物治疗类风湿关节炎文献;③研究主题是类风湿关节炎的并发症、继发症、合并症的文献;④动物实验研究类、综述类的文献;⑤对于一稿多投的文献,仅收录其中资料最全面的 1 篇;⑥两篇文章中用药、辨证分型以及病例数等内容相似,仅选择资料最完整的 1 篇;⑦资料来源不明,与临床实际情况明显不符的文献亦不纳入。

3. 文献数据录入与分析

文献资料的提取采用 Excel 建立数据库,将文献中证候、舌脉、方剂、中药等录入数据库,同时附上该文献的题目、杂志名称、期刊号、页数、作者名称等文献信息。由2人分别录入数据,并进行二次检验。

参照国家中医药管理局2010年颁布的《中医临床诊疗方案》中类风湿关节炎证候分型,对文献中证候术语、辨证分型名称进行规范,对不涉及的证候名称按照《中医临床诊疗术语·证候部分》进行规范。对于无法规范统一的证候则按照原文予以保留原貌。

证素的提取方法按照《中医诊断学》《中医证候鉴别诊断学》将证型分解为基本要素,即证素。提取病性证素并录入。

4. 统计方法

将核对后的Excel数据库导出为SPSS格式,应用SPSS 17.0统计软件对证候、证素、舌脉、方剂、中药等资料进行频次、频率的统计分析。

(二)结果

1. 文献检索结果

共获得符合纳入标准的文献348篇,按照上述排除标准,最终纳入数据库录入的文献有247篇,文献筛选流程及结果见图1。

2. 舌象分布特征

舌象研究包括舌质与舌苔两部分。文献中共出现9种舌质,以"淡""红""紫暗瘀斑"三种舌质出现频次最多,分别提示"寒""热""瘀"等病理征象;共出现8种舌苔,以"白""黄腻""薄白"三种舌苔最常见,同时进一步根据舌苔分类按寒、热、湿热、寒湿归并。结果见表1。

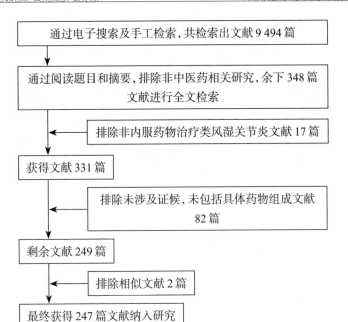

图 1 文献筛选流程及结果

表 1 纳入文献的类风湿关节炎患者舌质、舌苔分布

证候	舌质	频次	证候	舌苔	频次
寒	淡	76(59.4%)	寒	白	62(49.6%)
	暗红	5(3.9%)		薄白	20(16%)
	淡红	2(1.6%)	热	黄	2(1.6%)
	淡黯	1(0.8%)		少苔	1(0.8%)
	暗	1(0.8%)	湿热	黄腻	23(18.4%)
瘀	紫暗瘀斑	16(12.5%)		黄厚腻	1(0.8%)
	淡黯紫斑	4(3.1%)	寒湿	白腻	15(12%)
	紫暗	1(0.8%)		白厚	1(0.8%)
热	红	22(17.2%)	合计		125(100.0%)
合计		128(100.0%)			

3. 脉象分布特征

文献中涉及类风湿关节炎脉象有 21 种,出现频次前 3 位脉象分别为沉细(28.1%)、滑数(17.2%)、弦紧(11.7%),进一步根据脉象分类按虚证、寒证、热证、瘀证、湿证归并。结果见表 2。

表 2　纳入文献的类风湿关节炎患者脉象分布

证候	脉象	频次	证候	脉象	频次
虚证	沉细	36(28.1%)	瘀证	沉细涩	10(7.8%)
	沉细弱	13(10.2%)		涩	5(3.9%)
	沉细弦	4(3.1%)		沉涩	2(1.6%)
	弦细	1(0.8%)		弦涩	1(0.8%)
寒证	弦紧	15(11.7%)		细涩	1(0.8%)
	沉	5(3.9%)	湿证	滑数	22(17.2%)
	沉弦	4(3.1%)		濡	1(0.8%)
	弦缓	1(0.8%)		细滑	1(0.8%)
	沉紧	1(0.8%)		弦滑	1(0.8%)
热证	弦数	2(1.6%)	合计		128(100.0%)
	数	1(0.8%)			
	细数	1(0.8%)			

4. 证候类型分布特征

文献中出现的中医证型按国家中医药管理局颁布的《中医临床诊疗方案》类风湿关节炎证候分型标准及《中医临床诊疗术语·证候部分》进行规范。如"湿热阻滞"统一为"湿热痹阻";"肝肾亏虚""肝肾两虚"统一为"肝肾不足";"湿热毒邪蕴结证""湿热阻络"统一为"湿热痹阻";"寒湿内蕴""寒湿阻络"统一为"寒湿痹阻";"痰瘀阻络""痰瘀互结"统一为"痰瘀痹阻";"气血不足""气血亏虚"统一为"气血两虚";"阳虚寒凝""肾虚寒盛"统一为"肾虚寒凝"等。规范后共计 15 种证候,累积频

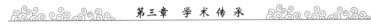

次 317 次。最常见的前五位证型为风湿痹阻（26.2%）、肝肾不足（15.8%）、寒湿痹阻（13.9%）、湿热痹阻（13.0%）、瘀血痹阻（9.4%）。结果见表3。

表3　纳入文献的类风湿关节炎患者规范后的中医证型分布

证候类型	频数	证候类型	频数
风湿痹阻	83（26.2%）	肾虚寒凝	10（3.2%）
肝肾不足	50（15.8%）	痰瘀痹阻	9（2.8%）
寒湿痹阻	44（13.9%）	肾虚血瘀	8（2.5%）
湿热痹阻	41（13.0%）	风湿热瘀	3（0.9%）
瘀血痹阻	30（9.4%）	寒凝血瘀	3（0.9%）
气血两虚	13（4.1%）	气虚血瘀	1（0.3%）
风寒湿痹	11（3.5%）	虚实夹杂	1（0.3%）
寒热错杂	10（3.2%）	合计	317（100.0%）

5. 证候要素分布特征

在类风湿关节炎证候分布特点的基础上进行证候要素提取，得到 10 种证素，以"湿（29.6%）""风（15.8%）""寒（12.7%）""肾虚（10.4%）""瘀（8.8%）"最为常见，提示风寒湿邪、肾虚、血瘀是类风湿关节炎的核心病理要素。结果见表4。

表4　纳入文献的类风湿关节炎患者中医证型要素分布

二次合并	证素	频数
实	湿	182（29.6%）
	风	97（15.8%）
	寒	78（12.7%）
	瘀	54（8.8%）
	热	54（8.8%）
	痰	9（1.5%）

续表

二次合并	证素	频数
虚	肾虚	64(10.4%)
	肝虚	50(8.1%)
	气虚	14(2.3%)
	血虚	10(1.6%)
	合计	615(100.0%)

6. 用方分析

纳入的247篇文献中,共使用方剂248个(有重复),除自拟方(30.2%)外,共涉及方剂37首,其中17首来源于《伤寒论》与《金匮要略》这两大中医经典;最常使用前六位的方剂分别是:桂枝芍药知母汤(17.7%)、独活寄生汤(15.7%)、当归拈痛汤(3.6%)、黄芪桂枝五物(3.2%)、蠲痹汤(3.2%)、乌头汤(3.2%)。结果见表5。

表5 纳入文献的类风湿关节炎治疗方剂分布

序号	方剂	出处	频次
1	自拟方		75(30.2%)
2	桂枝芍药知母汤	《金匮要略》	44(17.7%)
3	独活寄生汤	《备急千金要方》	39(15.7%)
4	当归拈痛汤	《医学启源》	9(3.6%)
5	黄芪桂枝五物汤	《金匮要略》	8(3.2%)
6	蠲痹汤	《医学心悟》	8(3.2%)
7	乌头汤	《金匮要略》	8(3.2%)
8	宣痹汤	《温病条辨》	5(2.0%)
9	身痛逐瘀汤	《医林改错》	4(1.6%)
10	阳和汤	《外科证治全生集》	4(1.6%)
11	当归四逆汤	《伤寒论》	3(1.2%)

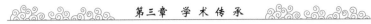

序号	方剂	出处	频次
12	桂枝加术附汤	《伤寒论》	3（1.2%）
13	四妙丸	《成方便读》	3（1.2%）
14	四神煎	《验方新编》	3（1.2%）
15	薏苡仁汤	《奇效良方》	3（1.2%）
16	白虎加桂汤	《金匮要略》	2（0.8%）
17	补阳还五汤	《医林改错》	2（0.8%）
18	防己黄芪汤	《金匮要略》	2（0.8%）
19	麻黄附子细辛汤	《伤寒论》	2（0.8%）
20	桃红四物汤	《医宗金鉴》	2（0.8%）
21	越婢加术汤	《金匮要略》	2（0.8%）
22	萆薢汤	《外科正宗》	1（0.4%）
23	柴胡桂枝汤	《伤寒论》	1（0.4%）
24	甘草附子汤	《伤寒论》	1（0.4%）
25	归脾汤	《济生方》	1（0.4%）
26	桂枝茯苓丸	《伤寒论》	1（0.4%）
27	桂枝附子汤	《伤寒论》	1（0.4%）
28	麻黄加术汤	《金匮要略》	1（0.4%）
29	麻杏薏甘汤	《金匮要略》	1（0.4%）
30	三痹汤	《妇人大全良方》	1（0.4%）
31	三仁汤	《温病条辨》	1（0.4%）
32	芍甘附子汤	《伤寒论》	1（0.4%）
33	桃红饮	《类证治裁》	1（0.4%）
34	痛风方	《丹溪心法》	1（0.4%）
35	五苓散	《伤寒论》	1（0.4%）
36	小活络丹	《太平惠民和剂局方》	1（0.4%）
37	瘀方	《武威汉代医简》	1（0.4%）
38	再造散	《伤寒六书》	1（0.4%）

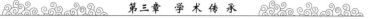

7. 用药分析

纳入的 247 篇文献中,共使用了包括自拟方在内的 112 首方剂,包含 171 味中药,药物总使用频次为 1 524 次,平均每处方使用 13.6 味中药。处方药味数偏多,体现了类风湿关节炎病机复杂、证候多变的临床特点。将使用频次前 40 位的中药列表如表 6,进一步将此 40 味中药按功效进行分类,结果提示"祛风湿药(16%)""活血化瘀药(14.7%)""补肾壮骨药(10.8%)""利湿药(10.4%)"为治疗类风湿关节炎最常使用药物。结果见表 7。

表 6　使用频次前 40 位中药分布

序号	药物	频次	序号	药物	频次
1	甘草	55(3.6%)	21	麻黄	21(1.4%)
2	当归	53(3.4%)	22	苍术	21(1.4%)
3	白芍	50(3.2%)	23	红花	20(1.3%)
4	桂枝	42(2.7%)	24	防风	20(1.3%)
5	桑寄生	38(2.5%)	25	黄柏	17(1.1%)
6	茯苓	34(2.2%)	26	地龙	16(1.0%)
7	川芎	32(2.1%)	27	青风藤	16(1.0%)
8	川牛膝	30(2.0%)	28	知母	16(1.0%)
9	黄芪	30(2.0%)	29	秦艽	15(1.0%)
10	杜仲	30(2.0%)	30	全蝎	15(1.0%)
11	熟地黄	29(1.9%)	31	桃仁	15(1.0%)
12	土茯苓	29(1.9%)	32	附子	14(0.9%)
13	鸡血藤	28(1.8%)	33	忍冬藤	14(0.9%)
14	薏苡仁	27(1.8%)	34	细辛	14(0.9%)
15	羌活	26(1.7%)	35	党参	13(0.8%)
16	威灵仙	25(1.6%)	36	续断	13(0.8%)
17	白术	25(1.6%)	37	蜈蚣	12(0.8%)
18	淫羊藿	24(1.6%)	38	白芥子	11(0.7%)
19	防己	23(1.5%)	39	川乌	11(0.7%)
20	独活	22(1.4%)	40	丹参	11(0.7%)

表7 使用频次前40位中药按功效分类

功效	药物	频次	作用	药物	频次
祛风湿药	桂枝	42	利湿药	茯苓	34
	鸡血藤	28		土茯苓	29
	羌活	26		薏苡仁	27
	威灵仙	25		白术	25
	独活	22		防己	23
	麻黄	21		苍术	21
	防风	20		合计:	159(10.4%)
	青风藤	16	补肾壮骨药	桑寄生	38
	秦艽	15		川牛膝	30
	忍冬藤	14		杜仲	30
	细辛	14		熟地黄	29
	合计:	243(16.0%)		淫羊藿	24
活血化瘀药	当归	53		续断	13
	白芍	50		合计:	164(10.8%)
	川芎	32	温阳药	附子	14
	红花	20		川乌	11
	地龙	16		总	25(1.6%)
	全蝎	15	清热药	黄柏	17
	桃仁	15		知母	16
	蜈蚣	12		合计:	33(2.2%)
	丹参	11	补虚药	黄芪	30
	合计:	224(14.7%)		党参	13
				合计:	43(2.8%)
			其他	甘草	55
				白芥子	11
				合计:	66(4.3%)

（三）讨论

中医中药治疗类风湿关节炎有悠久的历史与肯定的疗效，全面系统地对类风湿关节炎治疗文献进行分析有助于从整体把握类风湿关节炎的证候分布及用药规律，进而提高临床对类风湿关节炎的疗效。以上统计结果显示最常见的类风湿关节炎证型为风湿痹阻、肝肾不足、寒湿痹阻、湿热痹阻、瘀血痹阻。风、寒、湿、肾虚、瘀是类风湿关节炎的病理要素，这与《素问·痹论》所记载"风寒湿三气杂至，合而为痹也"的经典认识是一致的，但内经并未描述风、寒、湿三邪的致病作用是均等一致的或是有主有次的。而从上述证素分布特征上看，湿作为出现频次第一位的证素，远高于其他证素，这可能反映了湿相比于风与寒，在类风湿关节炎发病中是占据着首要地位，诚如《说文解字》曰："痹，湿病也。"此外，肾虚与血瘀同样在类风湿关节炎发病中起着重要作用。

治疗方剂与构成药物方面，除自拟方外，治疗类风湿关节炎方剂主要来源于《伤寒论》和《金匮要略》，共使用了171味中药，以祛风湿药、活血化瘀药、补肾壮骨药、利湿药为最常用。该结果与最新一篇中药治疗类风湿关节炎用药规律文献报道一致，该文献认为类风湿关节炎以祛风湿、补虚、活血化瘀三大类药物为主体。有学者对宋、元、明、清及近代临床名家的专著有关痹证医案进行全面抽取，分析结果同样提示补虚药、祛瘀药、除湿药等为治疗痹证常用药物。

因此，证候分型与方药使用两方面共同提示，（肾）虚、湿、瘀是类风湿关节炎的核心病理要素。这与著名中医风湿病学者娄多峰教授的类风湿关节炎"虚邪瘀"理论高度一致，娄教授认为在类风湿关节炎发病过程中，"正气亏虚""邪气侵袭""瘀血阻络"是发病的三大因素,同时也是疾病导致"正虚""内生六淫"或"气滞血瘀"的病理结果,三者共存,相互影响。对应的治疗则以"扶正""祛邪""化瘀"为主。而本研究则通过对类风湿关节炎治疗文献的系统整理分析,进一步明确了湿在诸多外邪致病中的首要地位。

湿邪致痹已被广大学者所熟知,肾虚与血瘀在类风湿关节炎发病机制中的重要作用也日益受到重视。明代《证治准绳》载:"痹证有风、有湿、有寒、有热……皆标也;肾虚其本也。"提出了肾虚是痹证的发病之本。痹证患者先天禀赋不足,易致外邪侵袭,日久腠理空虚,邪气内舍于肾,导致肾虚进一步加重,肾虚既是发病的主要原因,也是病情进展导致的病理结局。现代研究认为骨破坏是类风湿关节炎的主要病理表现,骨侵蚀贯穿于类风湿关节炎的整个病程,骨丢失和骨侵蚀过程在类风湿关节炎早期即已开启,且骨侵蚀速度在早期活动性类风湿关节炎患者中更为迅速。类风湿关节炎骨破坏过程和中医肾虚理论有着内涵上的高度一致性。中医认为,肾主骨,早在中医经典《黄帝内经》,就有对于肾与骨治间紧密联系的描述,《素问·六节藏象论》言"肾者,主蛰,封藏之本,精之处也……其充在骨",《素问·脉要精微论》中亦提出"骨者髓之府,不能久立,行则振掉,骨将惫矣"。类风湿关节炎病情反复,缠绵难愈,致"久病必瘀",瘀血作为重要病理产物和致病因素,贯穿在疾病始终。现代医学证实,类风湿关节炎患者体内存在血脂异常、D-二聚体及血小板升高等血液流变学异常,且与疾病活动度相关。

综上,通过对近10年类风湿关节炎治疗文献的分析,综合证候分型与方药使用两方面,得出类风湿关节炎的核心病理要素为(肾)虚、湿、瘀。

主要参考文献

[1] 简晖,张启明,刘学文,等.历代医家治疗痹证医案的证候频数统计分析 [J].中国中医基础医学杂志,2007(8):630-631.

[2] 曹玉举.娄多峰"虚、邪、瘀"理论论治类风湿关节炎 [J].中华中医药杂志,2018,33(2):569-571.

三、痛风临证心得体会

(一)中医溯源

痛风是以反复发作的痛风性关节炎为主要临床表现的一组疾病,归属于中医"痹证""热痹""白虎历节风""痛风"等范畴,中国古代医家对此类疾病一直有所论述,但在元代朱丹溪博采众长,首创痛风病名,其书《格致余论·痛风论》言:"彼痛风者,大率因血受热已自沸腾,其后或涉冷水,或立湿地,或扇取凉,或卧当风。寒凉外抟,热血得寒,污浊凝涩,所以作痛。夜则痛甚,行于阴也。"并在《丹溪心法》中指出了痛风的病因与临床症状:"四肢百节走痛是也。他方谓之白虎历节风证。大率有痰、风热、风湿、血虚。"

病因病机上,朱丹溪认为血热内盛,外感风寒湿之邪气,侵袭人体,寒热相抟,热血得寒,形成污浊之物,凝涩于经络筋骨之间,经气运行不利,骨节疼痛,发为痛风,并指出痛风诱因有痰湿、风热、风湿、血虚,提出痛风的病理产物为污浊凝涩之物。

而《丹溪心法》中对痛风症状的论述,"遍身骨节疼痛,昼静夜剧,如虎啮之状,名曰白虎历节风……又有痛风而痛有常处,其痛处赤肿灼热,或浑身壮热,此欲成风毒",与西医学临床所观察的痛风性关节炎急性发作期的临床表现十分相似,都有关节剧烈疼痛、局部温度升高、潮红肿胀、夜间加重的表现。

所以,治疗原则上,《证治汇补·痛风》中指出:"初起因风湿热者,当流动机关,不可遽补;病久则宜消瘀血,养新血,兼理痰火,则血自活,气自和,痛无不愈。"痛风初期因急性发作,风、湿、热三气流注于关节,邪实于内,故不宜使用补益之法,以防闭门留寇;待关节红肿热痛消退,到了间歇期、慢性期时则需要活血消瘀,泄热化痰,通利关节。

但是,古代历代医家对于痛风病因病机的论述多局限于气血亏虚,外感风寒暑湿之气,兼夹热邪而诱发。随着现代临床观察研究的不断深入,关于痛风病因病机、辨证论治的论述不断完善。

(二)泄浊化瘀,调益脾肾

随着时代的发展,痛风的中医学说不断创新与完善,各家流派提出关于痛风诊治的新观点,较为著名的有国医大师朱良春先生的从浊瘀论治痛风的学术思想。朱良春先生根据古代医家的论述,并结合西医学临床观察与诊治的经验,汲取前人经验,吸收西方医学知识,反复推敲,首创浊瘀痹新病名。

朱老认为中医所言痛风属于广泛的痹证,西医所指的痛风为血尿酸升高导致的、以痛风性关节炎为主要临床特征的一组疾病,病名虽同,但概念相互交叠。为了避免混淆,朱老提出浊瘀痹这一新病名,方便临床诊治与研究。

朱老认为痛风虽有感受湿或寒的诱因,但主要病因为痰浊瘀滞内阻。发病机理为水谷不运,痰湿内生,与血搏结,形成痰浊血瘀,难以泄化,痹阻经络,不通则痛,凝为脂膏,流注机关,甚则关节畸形;或痰浊血瘀,郁阻化热,湿而肿满,故关节潮红、肿胀,甚则脾肾受损。脾气运化失司,水谷精微可化生为水湿、痰浊,肾气泄化失常,水湿痰浊留积体内,阻滞气血运行,血瘀内生,湿浊血瘀相互胶结,累及其他脏腑,则进一步加重痛风病情恶化,造成痛风反复发作、不断加重的恶性循环。

因此,在痛风发病过程中,脾肾不足为痛风的发病基础,湿浊痰瘀为贯穿始终的病理产物,湿浊痰瘀的产生与脾肾失调,运化输布、分清化浊功能障碍密切相关。

在体内,湿浊痰瘀由于体质不同、病程发展等因素,有着从阳从阴的转化,在痛风的自然病程不同阶段反映出不同的临床特征。急性期或慢性期急性发作,热毒壅盛,关节红肿热痛明显,病程短,症状重,邪盛正徐;间歇期,关节疼痛症状缓解,痰浊瘀滞痹阻,脾肾不足,正虚邪恋。慢性期,湿浊痰瘀与脾肾失调胶结,关节肿胀,经久难消,疼痛绵绵,虚实夹杂。痛风各期湿浊痰瘀从阳从阴变化,反映出体内邪正盛衰的消长变化情况。根据这些临床症状表现的规律和湿浊痰瘀这一贯穿始终的病理产物,朱老提出泄浊化瘀,调益脾肾的治疗法则,运用虫类药,创立痛风方治疗痛风,该方中含有土茯苓、萆薢、威灵仙、泽兰、泽泻、车前子、薏苡仁、桃仁、红花、土鳖虫、地龙等药物。

笔者汲取朱老先生诊治痛风的经验,在临床实践过程中,结合泄化浊瘀的基础及自身体会,分期治疗,改善痛风症状,降低尿酸水平与炎症指标,取得良好的疗效。

急性期,湿浊痰瘀,郁阻化热,关节红、肿、热、痛,局部肤温较高,炎症反应明显,关节活动痛性受限,基本方为关黄柏、苍术、川牛膝、薏苡仁等,关黄柏清热燥湿,苍术燥湿升阳,牛膝活血化瘀、利尿通淋,薏苡仁利水渗湿。

间歇期,正虚邪恋,湿浊痰瘀痹阻,脾肾不足,关节疼痛症状缓解或消退,用药上选用威灵仙、泽泻、土茯苓、炒薏苡仁、鸡血藤、土鳖虫等。威灵仙祛湿通络,泽泻、土茯苓、炒薏苡仁

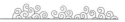

利水健脾,鸡血藤、土鳖虫行血化瘀,朱老认为"痛风日久,绝非一般祛风除湿,散寒通络等草木之品所能奏效。必须借助血肉有情之虫类药,取其搜剔钻透,通闭解结之力……可促进湿浊泄化,溶解瘀结,推陈致新,增强疗效,能明显改善症状,降低血尿酸"。笔者在痛风治疗过程中常用土鳖虫、地龙相配合使用。《雷公炮制药性解》载:"土鳖虫,味咸,性寒,有毒,入心、肝、脾三经。主留血壅瘀,心腹寒热洗洗,祛坚积癥瘕、下乳通经。""土鳖专主血证,心主血,肝藏血,脾裹血,故三入之。"以土鳖虫祛瘀之专功,配合地龙清热通经之能,加之虫类药搜钻通闭的特性,直达浊瘀留积之处,祛除留滞之瘀血,通利壅滞之经络。

慢性期,浊瘀留积,脾肾不足,气血亏虚,则多选用川芎、当归、熟地黄、黄芪、茯苓、桃仁、乳香、没药、仙灵脾等,以乳香、没药活血之力破解浊瘀之邪胶结之处,川芎、当归、熟地黄、桃仁活血养血,黄芪益气调中,仙灵脾温补肝肾。《证治汇补·痛风》言:"初起因风湿热者,当流动机关,不可遽补。"补益之法需选择恰当的时机,避免滋生痰湿、郁热燔灼、阻滞气机,加重病情。

(三)标本并治,固本培元

脾胃为后天之本、气血生化之源。脾气健运,中气充足,升清降浊,协调平衡,则水谷精微正常输布吸收,气血充盈;肾主水,为一身阴阳之根本,元阴元阳之所在,藏精之所。《景岳全书·命门余义》言:"五脏之阴气,非此不能滋。五脏之阳气,非此不能发……脾胃为灌注之本,得后天之气也;命门为化生之源,得先天之气也,此其中固有本末之先后。"肾气充足,命门之火旺盛,肾火上济于脾,脾土得以温煦,阳气生发,正气顾护,则人体生机益然,百病难生。若痛风日久,则痰瘀胶结,阳气为阴邪阻滞,气血运行不通,则正气为邪所阻,脏腑经络不能畅达,故脾肾亏虚,虚实夹杂。

李济仁先生为新安医学"张一贴内科"的传人,推崇发展汪机、孙一奎等医家的"固本培元"学说,钻研经典,通读内经,遵《素问·阴阳应象大论》"阴阳者,天地之道也……治病必求于本",《素问·至真要大论》"谨察阴阳所在而调之,以平为期"。李老先生认为固本培元乃治病之本,调整一身阴阳之关键,培补元气,顾护脾胃气血生化之源,补养脾阳与胃阴,培补肾中阴阳元气之本,滋养肾中阴精与命门之火,调理阴阳至平衡,以平为期,达到阴平阳秘的协调状态。

痛风属热痹范畴,特点是关节疼痛得冷则舒,舌质红,苔黄厚而干,脉数。李老自拟经验方清络饮,以此为基础治疗方,清热祛湿,通络止痹,有苦参、清风藤、黄柏、萆薢等;李老先生认为此病有偏风、偏湿、偏热三种不同表现类型,偏风者,骨节间似有风走窜,疼痛游走不定,病变累及多个关节,恶风,汗出,舌苔红,苔薄黄,脉浮数,拟清络饮加羌活、独活、防风、川芎;偏湿者,常有关节肿大,按之剧痛,下肢为著,活动障碍明显,舌苔嫩红,苔黄厚腻,口渴饮水不多,口黏口淡,拟清络饮加防己、泽泻等;偏热者,无偏风、偏湿的症状,但有一派纯热之象,局部红肿热痛,为湿热之邪壅于络脉,络脉瘀阻所致,拟清络饮加地骨皮、牡丹皮、丹参。

笔者为李济仁先生的岭南学术继承人,学习传承新安医学培元固本的学术思想,注重脾肾之气的调补,协调阴阳之平衡,在痛风治疗的实践中,帮助痛风患者减少痛风带来的疼痛,延缓脏器的损伤,致力于不断提高患者生存质量,并承袭李老运用参、芪的经验,在临床治疗中应用。

《本草经解》谓人参"味甘无毒,禀地中正之土味,入足太阴脾经,气浓于味,阳也……味甘益脾,脾血充则阴足而精安",

《素问·阴阳应象大论》言："味厚者为阴，薄为阴之阳。气厚者为阳，薄为阳之阴……少火之气壮。"人参味甘，性温，甘入脾，归于脾经，秉承中正之气，补益脾气。气浓于味，气厚者为阳，故其补阳之力强也。《本草新编》言："人参阳多阴少，阳虚者阴必虚，阳旺者阴必旺。阳虚补阳，无碍于阴，故补阳而阳受其益，补阳而阴亦受其益也。"《素问·阴阳应象大论》言："形不足者，温之以气；精不足者，补之以味。"阴阳互根消长，阳虚则阴随之衰减，阳旺则阴亦随之增长。人参以其性温，而益阳，阳气充盛，阴气亦得补益，阳虚所致的阴虚也能得到纠正，故人参为阴阳兼补之药。若将人参同补肾之药合用，那么人参也可通过补肾药的作用入肾经，人参补阳，阳气通于肾之命门，则易生发命门之火，肾阴之水得命门之火温煦而变化生长，肾中阴阳渐趋平衡。人参原本入脾经，为健脾之物，当肾火随阳气而升腾，人参引肾火上入于脾，脾土得肾火温养，裨益中正之气健运，而灌四旁，脏腑功能亦可随之调整恢复。

《本草新编》载："黄芪，味甘，气微温，气薄而味浓，可升可降，阳中之阴也，无毒。专补气。入手太阴、足太阴、手少阴之经。其功用甚多，而其独效者，尤在补血。"黄芪气薄而味浓，属阳中之阴，与人参同用，两药同为味甘性温，补益营卫之气，健运脾胃的效果更佳。因脾胃运化水谷精微，生成营卫之气，卫外而养内，若脾胃健运，营卫之气化生有源，则正气充盛，疾病可瘳也。

在治疗痛风时，笔者常常使用引经药，引药物直达病所，往往能取得喜人的疗效。有道是："如将之用兵，不识其路，纵兵强将勇，不能取胜，如贼入无抵，脚不能入其巢穴，叩之箱箦，此理也。故用引经药，不可不知。"从部位划分，可分为以下几类：上肢疼痛可用桂枝、羌活；下肢疼痛常用独活、牛膝；膝下疼痛,可用黄柏;双足疼痛,可用宣木瓜;腰部疼痛,可用杜仲、狗脊、续断;背脊疼痛,可用白芷;骨节疼痛,选威灵仙、补骨脂;肌肉疼痛,用雷公藤等。

(四)养治结合,方能长久

《黄帝内经·四气调神大论》:"是故圣人不治已病治未病,不治已乱治未乱,此之谓也。夫病已成而后药之,乱已成而后治之,譬犹渴而穿井,斗而铸锥,不亦晚乎!"因痛风病程较长,胶着难愈,故笔者在诊治痛风时,秉承"治未病"的思想,提倡养治结合,常常教导患者从生活与饮食结构调整开始,减少诱因,顾护正气,从源头上控制痛风的发作与发展。饮食上,平素应以清淡为宜,饮食有节,少吃肥甘厚味、煎炸之品,以防饮食阻滞,甚至湿热之邪阻滞胃肠,损伤脾胃;生活上应起居有常,不妄作劳,卧则血归于肝,定时休息,保持良好的睡眠质量,同时保持情绪稳定、心平气和,可养血疏肝,通畅气机;劳逸结合,常常进行有氧运动,锻炼身体,增强体质,则"正气存内,邪不可干"。

不少患者平素喜爱饮茶,笔者组合出适合作养生茶的配对,包括佛手、冬桑叶、覆盆子、菊苣根、甘草等。佛手为"十大广药"之一,为广东的道地药材,可疏肝暖胃,和中止痛;冬桑叶疏风清肝润燥,《本经逢原》言其"煎饮利五脏,通关节下气",《本草新编》言其"调和血脉,通利关节";覆盆子补肝益肾,固精缩尿,《滇南本草》言其"入肾兴阳,治痿软";菊苣根清肝利胆,健胃消食;甘草补脾和中,调和诸药,《雷公炮制药性解》言"有调摄之功,故名国老"。对于低尿酸水平的患者,以茶代汤饮,可预防痛风的发作,并减少药物的使用,养护脏腑。

随着西医学的不断发展,痛风的中医诊断与治疗不断完善、创新，从各流派医家关于痛风的学术思想看，痛风虽归属于热痹范畴，但与古代论述的热痹、痛风并不相同，名称相同，但含义确有着明显区别；《黄帝内经》有关痹证的分类、论述不完善，从湿浊痰瘀，内邪致痹的角度辨证治疗痛风有着较强的实际意义。脾肾失调为痛风的病机，在泄化浊瘀的同时，培元固本，既病防变。治疗过程中，需教导患者养治结合，顾护正气，才能更好地提高患者的生活质量，取得良好的临床效果。

主要参考文献

[1] 朱婉华, 张侠福, 顾冬梅, 等. 泄浊化瘀、调益脾肾法治疗痛风性关节炎伴下肢坏疽验案 [J]. 中医杂志, 2015, 56(13): 1169-1170.

[2] 李艳. 国医大师李济仁辨治痹与痿学术思想与经验 [J]. 中国中医基础医学杂志, 2012, 18(12): 1309-1310.

第三节　储永良学术思想特点

储永良，男，副主任医师，硕士研究生导师，岭南风湿名家黄清春教授首位弟子，首届国医大师李济仁先生学术岭南继承人，广东省中医院珠海医院风湿血液科主任。

储永良主任作为岭南风湿病大家黄清春教授团队中"西学中"的代表，在黄清春教授痹证的核心病机"血瘀"理论指导下，积极践行风湿病外治"通络祛瘀，复位舒筋"与内治相结合的免疫平复理念；在临床实践中，积极探索各种中医外治技术在风湿免疫病的应用，以追求治病求本、标本兼治，将内治与外治有机结合，提升临床治疗效果，升华临床经验，使风湿病及各种疑难病得到意想不到的临床疗效。

一、风湿病外治理念——通络祛瘀，复位舒筋

储永良主任作为黄清春教授的首位弟子，尽得黄清春教授真传，不仅早年跟随黄清春教授深入痹证"血瘀"理论的相关探索，还结合自身经验，将中医外治与血瘀理论充分结合，提出了风湿病"通络祛瘀，复位舒筋"的外治理念，为岭南黄氏风湿病流派的发展开辟了新的分支。

中医所谓的痹证有"闭阻不通"之义，因风、寒、湿、热等外邪侵袭人体，闭阻经络，气血不能畅通，引起肌肉、筋骨、关节等酸痛、麻木、重着、屈伸不利，甚或关节肿大灼热等为主要表现。类风湿关节炎、骨关节炎等均属于痹证范畴。结合黄清春教授团队的研究成果，"血瘀"是贯穿痹证的核心病机。从生理病理的角度来说，无论是系统风湿病引起的局部症状还是局部风湿症，大多数以局部关节或组织炎症、组织受压、组织瘀血为主。"通络祛瘀，复位舒筋"理念的提出，既与"血瘀"病机相呼应，也有现代病理生理学的印证。

储永良主任认为，对于系统风湿病的治疗，无论西医还是中医大多以内科治疗为主，但大多数疾病经内科系统治疗后仍会遗留局部难以处理的关节疼痛、功能障碍等，而局部风湿病对内科药物治疗大多效果欠佳。这给外治技术的发展提供了空间。据文献记载，中医外治技术早在《黄帝内经》中便有记录："痹不仁肿痛……可烫熨及火灸刺而去之"，"可按、可药、可浴"。清代医家吴师机著的《理瀹骈文》更是广泛搜集整理前人的外治经验，收外治法近百种，载外治方1 500余首。储永良主任在前人外治技术的基础上，结合现代外治技术，以"通络祛瘀，复位舒筋"为法，临床上治疗类风湿关节炎、骨关节炎、颈肩腰腿痛等全身或局部风湿症，往往收获奇效。

二、内外相辅，中西汇通

1. 外治也要辨证施治

储永良主任认为，中医将人体视为一个以五脏为中心、经络网联全身的有机整体。经络是气血之通路，其可以运行气血、抗御外邪、保卫机体，通过"经"和"络"沟通内外上下。因此，可以通过体表施药、穴位刺激而治疗内在的疾病。外治法和内治法一样，要进行辨证施治，根据疾病不同的发展过程，选用不同的治疗方法；对不同证候，采用不同的处方。如痹证根据病机可分为风寒湿痹、热痹等，虽然症状表现相似，但在选择外治方法及部位时要辨证施治，以区分寒热、表里、虚实等情况，如此才能所治之处，诸症皆除。

2. 外治手段不分中西

从西医学角度来看，内病外治可使药物的有效成分通过皮肤、黏膜以呼吸等途径吸收进入体内，或通过刺激穴位而将生物信息传达到全身，从而使各脏器功能协调平衡，提高机体免疫力，或将病灶剔除、松解而达到治愈疾病之目的。

如今中医外治法和西医学理论相结合，不断吸取现代医药学成果，改革外治剂型或治疗手段，如激光、远红外线、电磁疗、超声雾化和透入、离子导入治疗机、电针等，随着技术的发展，更多的现代技术都可以纳入中医外治的选择中，不管技术如何改变，只要在中医辨证施治的框架下开展，都可以归为中医外治技术。其优势在于安全有效，不会增加肝肾负担，具有无毒、环保、显效等特点。

3. 常见外治技术举隅

常用的中医外治技术包括药物导入的外治法（如贴敷法、中药熏蒸、灌肠法、鼻吸入等），中药现代外治法（如中药离子导入法、超声药物透入法、穴位注射法、中药介入法等），以力度作用于局部的外治法(包括推拿、按摩、拔罐、刮痧等),具有侵袭性的中医外治法(如针刺、小针刀,还有埋线法、刺血法等)。其他还有诸如水疗、沙疗、泥疗、红外线、各种波段的电疗、电光浴疗法、蜡疗、热敷、灸法、磁疗、激光疗法等选择。对于风湿病合并严重功能障碍的情况,可考虑传统外科(如滑膜切除术、关节矫形术、人工关节置换或关节融合术、软组织松解术、血管置换或血管成形、结节切除等)、微创手术(如多种微创关节手术)或局部注射治疗。

总之,外治法简便易行,效果立竿见影,在风湿病的治疗中,可改善局部症状,提高患者的生活质量,协同全身的规范治疗更好地控制疾病,往往能够起到事半功倍的效果。

三、以点带面,共谋发展

储永良主任身先士卒,不仅紧跟风湿病最新的国际诊疗标准,多年来还在致力于普及风湿病外治技术的应用和探索。他率先在广东省开展免疫三氧系列治疗风湿免疫病,大力推动小针刀、微创关节镜、浮针、手法复位等外治技术在全身及局部风湿病中的应用,先后在祈福医院、广东省中医院大学城医院、广东省中医院珠海医院等开展丰富有效的中医外治技术,收获显效,吸引了一大批患者慕名就诊。并多次在广东省中医药学会风湿病分会学术年会等场合分享中医外治经验,定期到汕尾中医医院、阳江市中医医院等单位进行外治技术的培训和指导,带动了一批又一批省内外的进修医生提升外治水平,在省内外积累了一定的名气,促进了中医外治技术在省内外的发展。

四、结语

储永良主任作为岭南黄氏风湿病流派中的骨干,继承黄清春教授和李济仁先生的经验,钻研中西汇通治疗风湿病的同时,探索外治技术在风湿病中的应用,并带动外治技术在省内外的开展。西医出身的他,熟谙风湿病的中医辨证施治,对各种风湿病的西医诊疗标准如数家珍,加上长达二十余年的临床经验,积累了手段丰富的外治技术,在风湿病的中西医结合、内外兼治上有着独到的经验体会,为岭南风湿病流派的发展进步做出了自己的贡献。

第四节 储永良学术思想举隅

一、风湿病外治法

储永良认为,系统风湿病的治疗无论西医还是中医大多以内科治疗为主,但大多数疾病经内科系统治疗后,仍会遗留局部难以处理的关节疼痛、功能障碍等,局部风湿病对内科药物治疗大多效果欠佳,因此,外治法也越来越多地介入到本病的治疗之中并取得较好的疗效。外治法包括中医方面的外治法和西医技术的外治法,下面就常用的外治法加以简述:

风湿病包括系统风湿病和局部风湿症,系统风湿病包括类风湿关节炎、强直性脊柱炎、系统性红斑狼疮等一系列累及全身多系统、多器官的疾病,可出现全身表现和局部症状;局部风湿症包括各种非系统疾病引起的颈肩腰腿痛,这类疾病往往只是局部病变,引起的症状也以局部症状为主,但可伴随局部症状明显时带来的全身不适,无论是系统风湿病引起的局部症状还是局部风湿症,大多数以局部关节或组织炎症、组织受压、组织瘀血为主要病理生理表现,临床表现则以关节肿胀、疼痛、拘挛、僵硬、功能障碍等为主。

（一）中医外治

1. 中医外治法的发展简史

中医外治法是中医学的重要组成部分，有广义和狭义之分，广义的外治疗法指除口服药物以外，施于体表皮肤或从体外进行治疗的方法，如药物外洗、敷、熏、针灸、按摩、中药灌肠、气功、音乐疗法、体育疗法等。狭义的外治法指药物、手法或机械施于体表皮肤或从体外进行治疗的方法。中医外治法起源于史前，远古人类聚居山野，与虫兽搏斗，与天灾野火严寒酷暑抗争，加之部落人群间械斗，常有创伤、撕裂、流血、感染、水火烫伤、虫兽咬伤等，以砭石、骨针放血，排脓，清创等治疗，乃是最早最原始的外治方法。马王堆汉墓出土的《五十二病方》载有治疗痈疽疮疡、皮肤疥癣、痔瘘赘疣，采用膏剂敷贴法、散剂烟熏法、药浴法，以及砭法、灸法、按摩法等，采用结扎加切除方法治痔，以原始古朴的方法切除肛瘘。《山海经》提出了佩、敷、浴、席、养、搽六种外治法，其中浴、搽对应的剂型即为沐浴剂、搽剂。

早在《周礼·天官》中就有关于运用外敷药物治疗疮疡的记载。《黄帝内经》载"痹不仁肿痛……可烫熨及火灸刺而去之"，"可按、可药、可浴"。《黄帝内经》记载的外治术有砭石、九针、火焫、导引、按摩、灸、熨、渍、浴、蒸、涂、嚏等，并开创了膏药的先河。我国现存最早的外科专著《刘涓子鬼遗方》记载了手指验脓法，总结和记载了当时盛行的诸种外治方法，如刺灸法、薄贴法、洗渍法、烟熏法、针烙排脓法、腐蚀法、生肌法等。

唐宋元明清时期，历代均有继承、发展与创新。《太平圣惠方》记载有淋渫、贴熻、膏摩等法。孙思邈《备急千金要方》所用外治技术共有 27 种之多，"变汤药为外治，实开后人无限法门"。明清时外治技术趋于成熟也趋于泛化，明代李时珍在《本草纲目》中,就有更多敷贴疗法的记载,其中的吴茱萸贴足心治疗口舌生疮,至今仍在沿用。这一时期,还出现了把外敷药物和经络腧穴的特殊功能结合起来的治法,如《普济方》记载有以生附子末、葱涎研磨拌和如泥糊,贴涌泉穴治疗鼻渊脑泻的方法。清代《医宗金鉴》中言:"有瘀血者,宜攻利之;亡血者,宜补而行之;但出血不多亦无瘀血者,以外治之法治之。"正骨手法与外固定器是中医外治技术的重要组成部分。《理瀹骈文》集《黄帝内经》至清外治技术之大成,对外治方药进行了系统的整理和理论探讨,初步完善了中医外治法理论,论述了内治外治之义,为中医外治的系统化和进一步完善做出了贡献。广泛搜集整理前人的外治经验,收外治法近百种,载外治方 1 500 余首,提出了"外治法可以统治百病""外治之理,即内治之理"的观点。吴师机认为:"草木之菁英,煮为汤液,取其味乎? 实取其气而已……变汤液而为薄贴,由毫孔而入其内,亦取其气而已。"并认为外治法"可收汤液之利而无其害","外治之理,即内治之理;外治之药,亦即内治之药,所异者,法也。医理药性无二,而法则神奇变幻……"指出外治法跟内治法在给药途径上的不同,使药物直接作用于皮肤和黏膜,使之吸收,从而起到治疗作用。

2. 中医外治的机理

中医将人体视为一个以五脏为中心、经络网联全身的有机整体。经络是气血之通路,可以运行气血、抗御外邪、保卫机体,通过"经"和"络"沟通内外上下,因此,可以通过体表施药、穴位刺激而治疗内在的疾病。外治法和内治法一样,要进行辨证施治,根据疾病不同的发展过程,选用不同的治疗方法;对不同证候,采用不同的处方。

中医外治法有安全有效的优势,不会对肝肾增加负担,更无毒、无创、无污染、无痛苦,因此如今临床多将中医外治法与现代西医学理论结合使用,互相补充。

3. 常用的中医外治法

(1)敷贴法:敷贴法是使药物从皮肤黏膜渗入其腠理,通经活络,直达病所,或提邪而出,或攻而散之。其依据中医经络学说,辨证配穴,灵活施术,使有防治功效的药、食物通过皮肤腠理、穴位、经脉而起作用,达到以肤固表、以表托毒、以经通脏、以穴祛邪和扶正强身的目的。通过药物的本身和附加方法的刺激可直接疏通经络,加强气血运行,发挥组织器官的抗邪能力。《医学源流论》云:"使药性从毛孔而入其腠理,通经贯络……较之服药尤有力,此至妙之法也。"该法为临床最为常用的方法,通常是将药物研成细粉,加适量基质,用酒、醋、松节油、鸡蛋清、蜂蜜、猪胆汁或水调和成糊或膏外敷。药物组方多以活血化瘀、温经散寒、行气止痛类中药为主,并辅以芳香开窍、辛温走窜的引经药。敷贴一般可分为散剂、膏剂、饼剂、丸剂和糊剂等类型。无论哪种类型,外敷药物都是依靠皮肤(皮部)深入经络,进而到达内脏,扶正祛邪,从而调整脏腑功能,达到防病治病的目的。本法不仅可以攻毒克痛,而且可以根据病情变化,结合临床辨证施治,更能达到扶正祛邪、消肿去痛的效果。

敷贴法在风湿病中广泛应用,适用大部分风湿类疾病,简便易行,有千百年的临床经验,尤其是在各种关节及软组织肿痛者,局部敷贴可以取得较好的治疗,辨证循经选穴不仅可以明显改善局部症状,还可以直达病所改善疾病的进展。熊飙等应用针刺法结合中药敷贴治疗类风湿关节炎,结果治疗组总有效率为88.1%,能明显改善关节的功能活动,消除或减轻患者的临床症状,且无副作用。方针等应用穴位敷贴结合运动疗法治疗早中期膝骨性关节炎,其结果治疗总优良率77.5%。

（2）熏洗法：用药物煎汤乘其热气进行熏蒸、淋洗和浸浴的方法，此法借助药力和热力的综合作用，可达到促进腠理疏通、气血流畅、改善局部营养和全身功能的目的。熏洗疗法是根据中医辨证论治的原则，选配一定的中药制成水溶液，加热后进行熏洗。本法具有强大、快捷的开放外周毛细血管网、改善微循环、通达血脉、活血化瘀、发汗利水、排毒的功能，能使大量的致痛物质排出体外而达到止痛的目的。《仙授理伤续断秘方》中就有记述热敷熏洗的方法，是将药物置于锅或盆中加水煮沸后熏洗患处，先用热气熏蒸患处，待水温稍减后用药汁浸洗患处。药汁因蒸发而减少时，可酌加适量水再煮沸熏洗。常用于局部关节红肿、各种伴有皮肤及软组织损害的风湿免疫性疾病的治疗。

（3）灌肠法：将中药药液做保留灌肠，药液通过肠道吸收，从而对全身的炎症紊乱起到调节作用。在溃疡性结肠炎、克罗恩病等的治疗中尤为常用，且疗效显著。

（4）鼻吸入法：药物经鼻吸入，由鼻黏膜及呼吸系统吸收，进入患者血循环内，从而达到局部或全身治疗目的。多将药物研成细粉或溶入溶剂，取少许抹鼻吸入，每日 3~5 次。常用白芷、藁本、细辛、川芎、荜茇、瓜蒂、冰片、麝香等辛香走窜之品，往往用于不宜内服药物或病患扰肺时的相应治疗。

（5）其他：如含漱法、泡脚法、熨法等均在风湿病中有不同的运用，如含漱法可以治疗干燥综合征、白塞综合征导致的口腔溃疡等，泡脚法起到温经止痛、温阳活血等作用。

4. 中药现代外治法

如中药离子导入法、超声药物透入法、穴位注射法、中药介入法、腔内注入药物法等，对于多种免疫紊乱的调整有较好的作用。中药离子透入法利用电荷同性相斥、异性相吸的原理，通过直流电将药物离子带入人体内或局部。优点是病变关节局部药物浓度高、停留时间长和作用持久,并且药物用量小,副作用少。超声药物透入法作用基本同离子导入。穴位注射疗法通过穴位的局部刺激作用,刺激局部感受器产生酸、麻、胀等"针感"样作用,同时发挥药物固有的治疗作用,通过机体的经络系统,把两者作用最大限度地作用在机体疾病上,达到较好的治疗效果。该法更为广泛地应用于风湿病的治疗中,常用药物如蛇毒注射液、清开灵注射液、正清风痛宁注射液等。中药介入是利用介入方法,将中药或中成药通过导管送到靶器官而直接作用于该器官达到特定的治疗作用,这在风湿病中较为少用,而在肿瘤治疗中较为常用;腔内注入药物法在各种关节炎症或损伤的治疗中极为常用,如用正清风痛宁注射液注入类风湿等疾病引起炎症的膝、肩、髋、腕等关节腔内。

5. 以力度作用于局部的外治法

包括推拿、按摩、拔罐、刮痧等,这些治疗也属于传统的中医理疗,既有物理治疗,又结合中医的穴位、经络理论,既能起到局部治疗作用,又可以通过经络级联放大、传递改善全身状况,具有疏通血脉、温经通络、活血散瘀等作用。治疗时可通过推、压、提、捏、吸、拉等外力的机械刺激而达改变局部组织循环、韧带和肌肉的弛张、脏器的缩舒,最终改善疼痛症状、修复器官功能、调节机体免疫作用。这些治疗在关节、肌肉肿胀疼痛及内脏功能调节方面均有显著效果。

6. 具有侵袭性的中医外治法

(1)针刺疗法:针刺疗法是中医传统疗法,讲究理、法、方,从整体观念出发,辨病与辨证相结合。在风湿方面的针刺治疗古已有之,能够疏通经络气血,调和营卫,令风寒湿热等邪无所依附,从而解除痹痛。现代研究认为,针刺信息可从外周末梢神经传至中枢神经,从而影响各个类型的神经元活动,刺激神经内分泌,使脑垂体分泌肾上腺皮质激素以及生长激素,从而调节免疫功能。张伟石用针刺治疗风湿性关节炎 46 例,结果痊愈 34 例,有效 9 例,无效 3 例,总有效率 93.48%。高扬用针刺治疗风湿性关节炎 76 例,针刺时以近部与循经取穴为主,辅以阿是穴。行痹取风门、膈俞、血海;痛痹取肾俞、关元;着痹取脾俞、足三里、阴陵泉;热痹取大椎、曲池。对风、寒、湿痹宜针灸并用,热痹不灸可放血。治疗结果:76 例患者中,痊愈 47 例,占 61.84%;好转 28 例,占 36.84%;未愈 1 例,占 1.32%;总有效率为 98.68%。

（2）针刀疗法:针刀疗法结合中西医理论和技术,以慢性软组织损伤的新病因病理学说——动态平衡失调学说为理论基础,将针刺疗法的针和手术疗法的刀融为一体,制成尖端部有锋利刀刃的针刺工具即针刀,用以做切割治疗或闭合性小手术的医疗器械。通过剥离粘连组织,松解痉挛的肌肉,切断部分痉挛的肌纤维,在局部形成一种新的无菌性炎症,调动机体修复能力,使局部产生大量的吞噬细胞,促进机体的内在重新修复,对变性的肌内、筋膜等组织进行分解吸收,消除粘连、硬结及条索状物,使局部血液循环得以改善、经通络活,恢复其正常的弹性组织,酸麻疼痛症状得以消除。

针刀疗法的镇痛效应,主要是利用针刀的“针”的性能,充分发挥更有效的针刺作用。针刀作为一种自然疗法手段(也属于物理刺激),通过一定的针刀法可产生最佳的生理镇痛效应。通过神经系统机制诱导转化产生镇痛作用。针刀刺激达到了“伤害性刺激强度”,能激活脑内抗痛系统功能,通过弥漫性伤害抑制性控制,产生身体广泛区域的镇痛效应(提高痛阈和降低疼痛反应);如果局部或近节段取穴,通过脊髓镇痛系统(闸门控制)而产生节段性镇痛效应。所以针刀的针刺镇痛效应的发挥,除了脊髓固有机制外,还要发挥脑干网状结构的内源性抗病系统的调节作用,以及伤害性信息和针感信息在中枢神经系统的相互作用。

针刀疗法的适应证比较广泛,几乎涉及各类软组织损伤性病变或疾病,如骨刺、血管神经卡压、滑囊炎、腱鞘炎、关节炎、肌肉韧带损伤、挛缩肥厚等。

(3)其他:除了针刺、针刀等治疗,还有埋线法、刺血法等,亦有人用于风湿病的治疗,发现其能够改善局部肿痛、麻痹症状,调节机体免疫,起到辅助治疗作用。

(二)风湿病的物理疗法

1. 利用有形物质的物理疗法

包括水疗、沙疗、泥疗等,水疗是用含有重碳酸盐泉、氯化物、硫化氢、碘、氡等化学成分的水进行水浴、冲击等,其机制是化学物质在皮肤表面形成一层活性薄膜,皮肤和器官的电位发生改变,神经末梢感受器受到刺激,自主神经系统、肾上腺皮质、单核吞噬细胞系统进行调节而发挥治疗作用。另外温热、水压、浮力和水微粒的摩擦作用,都可改善微循环,起到镇静、镇痛、松弛肌肉和消肿的作用。在各种风湿性关节炎亚急性期和慢性期有较好的治疗和康复作用,可缓解疼痛、减轻肿胀和恢复关节功能。而沙疗和泥疗分别利用沙的温热、按摩作用达到活血化瘀、温经止痛、舒缓经络的作用,泥疗是利用其吸附作用以及含水量不同而张力不同来改变对皮肤的按摩、刺激而达到相应的治疗作用,这在银屑病治疗中有较多的应用。

2. 以温热为主的物理外治法

包括红外线、各种波段的电疗、电光浴疗法、蜡疗、热敷、灸法等,主要是利用温热作用改善循环、促进炎症吸收,以达到消炎、消肿止痛的辅助治疗目的。常用的湿热敷、热水袋、热砂、铁砂、坎离砂、火酒疗法和醋麸疗法等均可归为热敷治疗。

灸法除了温热作用,还利用中医的经络理论将其作用放大、传送而起到倍增的治疗作用。利用各种手段将温热作用于人体的皮肤、皮下或内脏,改善病变累及的组织和器官的非特异性炎症,增强吞噬细胞功能和组织代谢,扩张血管神经肌肉组织的血液和淋巴循环,兴奋迷走神经,能够促进炎症吸收,从而改善肿胀、疼痛,促进器官功能恢复,在肩周炎、风湿性多肌痛、纤维肌痛综合征等多种疾病治疗中应用得较为广泛,如全身红外线热疗、纳米微波等治疗更是应用于类风湿关节炎、多发性肌炎/皮肌炎等疾病的全身治疗中,可以起到很好的免疫调节作用并改善全身炎症状态。

3. 其他

还有磁疗、超声波疗法、激光疗法等也被不同程度地应用于风湿病的治疗中,在不同机制的研究中发现这些治疗可以改变人体的生物电和细胞极性,调节各种细胞器的功能,从而达到调节神经内分泌作用,促进促炎因子的吸收,使致痛物质如 K^+、组胺、5-HT、缓激肽等水解失活,降低感觉神经的兴奋性和肌张力,提高痛阈,改善微循环,改善组织代谢,从而具有镇痛、镇静、消炎及消肿作用。

(三)风湿病的西医外治法

1. 传统的外科治疗

在风湿病中,外科介入治疗时,往往是在结缔组织出现较为严重的功能障碍情况下,如关节畸形、滑膜炎严重、血管闭塞或狭窄、炎症结节造成器官功能障碍等。滑膜切除术、关节矫形术、人工关节置换或关节融合术、软组织松解术、血管置换或血管成形、结节切除等是类风湿关节炎等风湿性疾病发展到一定阶段可能需要的治疗。

2. 微创治疗

随着物理技术及电子智能技术的发展,越来越多的传统外科手术被微创手术所取代,如多种关节手术可以用关节腔镜来完成,血管闭塞可以通过球囊扩张或介入取栓治疗等。

其中值得关注的是电子微创针镜技术,该技术将关节腔镜技术与针刀技术结合起来,为风湿免疫疾病关节肿痛者设计的微创可视条件下的关节内治疗医械。其特点是较关节腔镜更加微创,副损伤轻,操作时间短,术式简化,能直视下完成针刀的操作。韦嵩等应用微创针镜技术治疗活动期类风湿关节炎 40 例,ACR20 第 2 周、第 4 周达标率均显著高于对照组,DAS28 指数逐步下降,发现 2 周内可明显改善症状,治疗早期即可有效控制关节局部炎症。在关节疼痛个数、肿胀个数、医师评价分、患者评价分、CRP 等方面均明显优于常规治疗。微创针镜通过关节内灌洗,清除滑液内大量致炎因子及其免疫复合物,在消除局部炎症的同时,也减少关节内抗原抗体对机体的反馈性刺激,有助于遏阻疾病进展。通过解除关节内组织粘连,削剥增生的滑膜,可明显提高关节活动度。通过钝性剥离,关节面减压,有利于关节软骨营养和再生。

其次是目前多家医院已开展的椎间盘溶解术,包括化学溶盘和臭氧溶盘。化学溶盘起源于 20 世纪 60 年代,最早采取木瓜酶溶盘,由于过敏反应、截瘫和急性横贯性脊髓炎等严重并发症而应用受限。1969 年美国神经外科专家 Sussman 首先提出用胶原蛋白水解酶(胶原酶)注入椎间盘内治疗腰椎间盘突出症。胶原酶不仅能有效溶解髓核,还可溶解纤维环中的胶原蛋白。胶原酶溶盘术治疗腰椎间盘突出症疗效确切,内注射优良率为 75% 左右。Nodby 等总结 7 335 例胶原酶溶盘术治疗腰椎间盘突出症,平均有效率 76%。Javid 等报道 100 例腰椎间盘突出症采用溶盘术治疗,并与 100 例行椎板切除术者比较,6 周后有效率分别为 82%、92%;6 个月后,分别为 88%、85%,1 年后分别为 97%、82%。表明溶盘治疗和椎切除均治疗效果确切,而溶盘术远期疗效更好。而臭氧溶盘术也在多家医院应用并观察到不同的疗效。

3. 局部注射治疗

在多种局部软组织肿胀疼痛、关节肿痛治疗中,除了全身的针对疾病本身的治疗,西医方面亦有较多的应用局部注射方法来改善局部症状,如应用利多卡因加类固醇局部封闭减轻疼痛。目前在多家医院开始应用超氧局部注射,包括痛点注射、关节腔内注射、穴位注射等方式,可以短时间内达到消肿止痛效果,而且缓解时间长,值得广泛推广。

总之,外治法简便易行,效果立竿见影,在风湿病的治疗中,主要以改善局部症状,提高患者的生活质量,协同全身的规范治疗可以更好地控制疾病,往往能够起到事半功倍的效果。

主要参考文献

[1] 熊飙, 沈杰, 肖达. 内经针刺法结合中药敷贴治疗类风湿性关节炎疗效分析 [J], 中国组织工程研究与临床康复, 2001(17): 36-37.

[2] 方针, 何帮剑. 穴位敷贴结合运动疗法治疗膝骨性关节炎 58 例 [J], 山东中医药大学学报, 2011, 35(1): 46-47.

[3] 韦嵩, 孙维峰, 陈志煌, 等. 微创针镜治疗活动期类风湿性关节炎 40 例 [J], 中国临床保健杂志, 2011, 14(4), 413-415.

二、痹证从瘀论治

痹证在临床上以肢体疼痛、肿胀、酸楚、麻木、重着、变形、僵直及活动受限等为主要表现,严重时可累及脏腑。本病缠绵难愈,病程长,瘀血则贯穿疾病始末。王清任在《医林改错》中指出:"痹证有瘀血。"高士宗亦曰:"痹,闭也,血气凝涩则不行也。"为此，笔者就从瘀论治痹证作一探讨。

1. 痹证之因皆可致瘀

痹证内因是素体虚弱、正气不足、腠理空疏、卫外不固，且外感风、寒、湿、热之邪，致经络阻隔，气血凝滞，血行不畅。《素问·痹论》指出"血凝于肤者为痹，凝于脉者为泣，凝于足者为厥。"《杂病源流犀烛·诸痹源流》注曰："痹者，闭也，三气杂至，壅蔽经络，血气不行，不能随时祛散，故久而为痹。"近年的研究认为，在痹证中无论是内因还是外因（风、寒、湿、热等）都与瘀血关系密切。

（1）内因致瘀：素体虚弱可表现在脏腑虚衰，多为肝、脾、肾三脏功能低下，脾为气血生化之源，主肌肉、四肢，脾虚则失健运，产生痰饮水湿，痰阻气滞，水湿内停，则阻塞脉络，影响气血流通而致瘀血。《类证治裁·痹证论治》曰："痹久必有痰湿败血瘀滞经络。"肝主藏血，肾主藏精，肝肾亏虚则精血不足，气血不充，运行无力，导致气滞血瘀，经络不通，筋骨失却濡养，久而成痹。

血随气行，气为血帅，正气虚弱则推动血运之气不足，血流迟缓失度，终致瘀血，如王清任《医林改错》所言："元气既虚必不能达血管，血管无气，血必停留而瘀。"《沈氏尊生书》中也明确指出："气运血平，血本随气以周流，气凝则血亦凝也。"营卫之气不固则水谷之气不和，津液分泌不足，血脉槁枯，气不化血，血不济气，营卫气血不能贯通，血停成瘀。高士宗说："荣卫流行则不为痹。"《素问·痹论》云："病久入深，荣卫之行涩，经络时疏。"

（2）风寒湿热外邪致瘀：风、寒、湿、热等外邪在痹证中是重要的致病因素。《类证治裁》曰："诸痹……良由营卫先虚，腠理不密，风寒湿乘虚内袭，正气为邪气所阻，不能宣行，因而留滞，气血凝涩，久而成痹。"叶天士《临证指南医案》云："风寒湿三气合而为痹,然经年累月,外邪留着,气血皆伤,其化为败瘀凝痰。"

风善行而数变,风湿之风多为"数变"之风,古言"治风先治血,血行风自灭",即表明风致血不行。寒性凝涩,寒邪入侵后则客于经脉,使经脉收引,血行涩滞,以致瘀血。《灵枢·贼风》指出:"其开而遇风寒,则血气凝结,与故邪相袭,则为寒痹。"《灵枢·痈疽》所言"寒邪客于经络之中则血泣,血泣则不通"也表明血遇寒邪则凝滞不畅,凝则成瘀。湿性胶着黏滞,湿邪久积生痰,痰阻经络则气血不行,进而致痰湿血瘀交结。《素问·调经论》云:"血气未并,五脏安定,孙络水溢,则经有留血。"热邪侵犯则血受煎熬,或蒸液枯竭血死成块,或迫血妄动溢于脉外,致血行壅滞,凝聚成瘀。《医林改错·积块论》曰:"血受热则煎熬成块。"何梦瑶认为:"热盛则血枯,死血阻塞经隧,则亦不痛而痹矣。"故寒凝、湿阻、热煎可阻闭气血,瘀阻经络,痹自内生。

2. 瘀血是重要的病理环节

在痹证中,瘀血既是其重要的病理结果,又是关键的病理因素。病之初,外邪入侵,进犯血脉,壅闭经络,正气为邪所阻,宣流不畅,邪气滞于虚处,而导致气血凝结。张景岳认为:"痹者,闭也,以血气为邪所痹,不得通行而病也。"随着病程进展,瘀血成为主要的病理环节,并逐渐演变为导致筋脉肢体不荣的病理因素,此间正邪交争,邪与气血搏结,津液凝聚成痰,血行凝涩不利,久则结为干血;既病已久,已凝之血不能活,合经络气血虚弱,痰湿内生,痰瘀互结,气血瘀阻更甚,皮肉筋骨失却濡养,深入骨节而出现关节肿胀、畸形、活动障碍,瘀留皮肉则为红斑或结节,累及脏腑及所属五体,可致脏腑功能失调。《素问·痹论》曰:"病久入深,荣卫之行涩,经络时疏,故不通。"因此,瘀血是痹证的基本病理特征,贯穿疾病始末。

3. 临床诸症有瘀可辨

痹证的主要病机是外邪侵袭使经络阻闭,气血不行,所以,其主要临床表现为肌肉、筋骨、关节酸痛、麻木、重着、灼热肿胀、僵直拘挛、屈伸不利、畸形等,留于皮肉则为红斑或结节,久痹累及脏腑及所属五体,可致脏腑功能失调。从现代医学意义上说,痹证是全身免疫性疾病,其病变可累及多个系统和器官。因此,临床表现除肌肉关节这一运动系统相关症状外,还可出现血液、心血管等各系统的症状和体征。

疼痛是痹证临床最常见的症状,病机属于瘀血凝滞,留于筋骨,不通则痛。唐容川云:"凡是疼痛,皆瘀血凝滞之故也。"肿胀多因瘀血留阻、津液不布或痰湿瘀血互结所致。《圣济总录》云:"若因伤折内动经络,血行之道不得宣通,瘀积不散,则为肿为痛。"湿聚生痰,痰瘀互结,可成硬结。久病入络,气血凝结,不能濡养皮肉筋骨,出现僵直拘挛、麻木、重着、屈伸不利,甚或痿软失用,晚期乃至畸形。瘀血久郁可化热,故临床可见全身发热、关节红肿热痛。

贫血也是痹证常见的表现,正所谓"瘀血不去,新血不生"。痹证患者临床尚多见舌紫暗有瘀点、皮肤瘀斑,此系少量血液自孙络渗出,是为络溢肌衄;脉涩或结代、肌肤爪甲失荣,则因血行不畅,气血不能外达,诚如《灵枢·经脉》所云:"脉不通则血不流,血不流则色不泽,故其面黑如漆柴者,血先死。"瘀留胞宫,可见妇女月经色黑、闭经、痛经等;瘀血阻络日久,溢于脉道之外,故见面色暗黧。

久痹瘀血内停脏腑,留于心、肺、脾、肾,血行不畅易致水液代谢失调,可见肢体水肿、心包及胸腔积液、肺间质病变、蛋白尿、血尿等,脾虚血瘀可呈皮肤硬化,脏腑气虚推动血脉无力,致血瘀停聚,表现为周身乏力,易汗。阴虚血少则脉道失

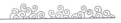

充,血行缓慢,临床可见低热、口干眼燥、月经不调等;口唇青紫、雷诺现象、皮肤硬肿等症多由阳气衰微不能温煦鼓动血脉,血脉涩滞所致。

4. 现代医学对痹证中瘀血本质的认识

随着现代生物医学技术在中医学中应用的发展,许多研究利用影像学、病理学、免疫学及分子生物学等技术对痹证中瘀血从中观、微观层次进行分析,发现在血流速度、血液成分、血管功能、多种细胞因子、其他相关组织和细胞形态功能等方面都有不同程度改变。

应用超声和造影检查可发现痹证患者部分肢体和脏器血流缓慢,或有充血状态。毛细血管镜检和肢体血流变图检查可见有微血管扩张、数目增多,红细胞聚集,细胞贴壁,微血流减慢,甚至有微血栓形成;病变部位血管通透性增高,多种炎性细胞浸润,有广泛或局灶性瘀血;血液成分发生改变,血小板、血浆中分子物质和血小板 α- 颗粒膜蛋白增多,各种凝血因子(包括抗凝血酶、血浆纤维结合蛋白等)释放,血液黏滞度增加;血管内皮细胞、平滑肌细胞增生,形成新生血管和血管翳;超微结构中内皮细胞中线粒体增多、肿胀、脊缺如、内质网扩张、脱颗粒等。

血清学检查会有多种免疫指标的改变,如 IgG、IgM、IgA升高,类风湿因子滴度增加,抗核抗体、抗双链 DNA 抗体等多种抗体阳性,T 淋巴细胞亚群比例改变,血清相关补体下降等。各种细胞因子如白介素、肿瘤坏死因子、血小板源性因子、内皮细胞生长因子等在血清、滑膜液及病变组织中呈高表达状态,促血管生成因子与血管生成抑制因子平衡失调等则提示血管新生和血管翳形成在痹证中瘀血的病理过程中起着重要作用。现代研究发现,用活血化瘀方法治疗痹证可以改善血液循环,阻止血液凝固,解除微血管痉挛,降低血液黏度,调节血管通透性,减轻炎性渗出,增强吞噬细胞功能,促进炎症病灶消退及增生病变软化和吸收,改善机体免疫调节功能,抑制多种促炎因子和促血管新生因子释放等。

5. 治痹重在治瘀

活血化瘀法即祛除瘀血、疏通血脉之策,有疏经通络、破瘀散结、抗炎消肿、止痛生新之功效。常用药物有三七、蒲黄炭、茜草、花蕊石、血余炭、水蛭、土鳖虫、三棱、莪术、姜黄、桃仁、大黄、牛膝、穿山甲、王不留行、当归、刘寄奴、延胡索、川芎、赤芍、丹参、红花、乳香、没药、泽兰、全蝎、地龙、蜈蚣、鸡血藤等。该类药物应用广泛,功效强弱不一,或活血止血,或破血散瘀,具体应用须因人因病因证制宜。活血化瘀外治法有药浴、敷药、蜡疗、水疗、电疗、磁疗、针灸、按摩等,皆可选用。

依《医林改错》"无论内伤外感,所伤者无非气血"和《临证指南医案》"经脉通而痹痛减……亦不外乎流畅气血,祛邪养正,宣通脉络诸法"等之说及"痹证有瘀血"的病理改变,治痹宜及早应用活血化瘀法。《金匮要略》中早就论述了痹证的发生与络脉瘀阻的病机有关,并首创活血化瘀通络法和虫蚁搜剔通络法。"久病在络,气血皆窒,当辛香缓通",久痛必瘀。叶天士等名家更是注重久痹之治首举活血祛瘀方,认为瘀血滞留之深,草本之品不能见效,须借搜剔经络、祛风活血之虫类药方能宣通血脉、祛除久瘀。王清任所创身痛逐瘀汤中则用了川芎、桃仁、红花等7味祛瘀活血之药,以此行血定痛、通络散瘀。《金匮翼》曰:"痛痹者……治宜通引阳气,温润经络,血气得温而宣流,则无壅闭矣。"

笔者在辨证论治的基础上,应用复方丹参注射液为主治疗类风湿关节炎等风湿病10余年,临床上取得满意疗效。丹参具有活血化瘀、通经活络之功效,《本草纲目》中言其"除风邪留热""疗风痹足软""骨节疼痛，四肢不遂"。降香行气散瘀、消肿止痛，可"疗折伤金疮"。《中药大辞典》注明降香可治疗风湿腰腿痛。两者相配，行气活血互长，气行则血行。现代药理研究表明，丹参可调节机体免疫功能、改善血液流变性、降低血浆黏度，具有抗凝作用，并可抑制血管内皮细胞、平滑肌细胞增生，从而抑制血管新生和血管翳形成；降香对大鼠甲醛性关节炎有抗炎作用，两药共奏消炎止痛、活血化瘀之效。治痹审证求因，以扶正补虚、祛风散寒、燥湿清热为本，在此基础上侧重活血化瘀治标，可期事半功倍。因此，针对痹证经络闭阻、气血凝滞、血行不畅的病理机制，将祛除瘀血作为切入点，重用活血化瘀法治疗痹证，一方面可清除病理产物，使经络气血得以通畅；另一方面又可消除瘀血这个中间病理因素，阻断病理恶性循环，从而改善久瘀入深之变，取得治痹良效。